LYNN SONBERG es la autora de numerosas ta-
blas nutricionales *bestsellers* como *The Complete
Nutrition Counter y The Quick and Easy Fat
Gram Counter,* al igual que una extensa guía de
referencia, *The Health Nutrient Bible: The Complete Encyclopedia of Food as Medicine.* Como
productora de libros, se especializa en desarrollar
obras que traten temas relativos a la nutrición y a
problemas de la salud. Lynn vive con su familia
en Manhattan y Sag Harbor, New York.

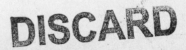

Alimentos Que
LUCHAN CONTRA LAS ENFERMEDADES CARDÍACAS

Alimentos que
LUCHAN CONTRA LAS ENFERMEDADES CARDÍACAS

Una Guía Nutricional para Mantener Sano el Corazón

LYNN SONBERG

Con una introducción por
JULIUS N. TORELLI, M.D.,
editor consultor

Traducido del inglés por
Virginia Elizalde

rayo

Una rama de HarperCollins*Publishers*

PRIMERA EDICIÓN RAYO, 2006

Library of Congress ha catalogado la edición en inglés.

ISBN-13: 978-0-06-113776-1
ISBN-10: 0-06-113776-6

06 07 08 09 10 THOM/RRD 10 9 8 7 6 5 4 3 2 1

Este libro contiene consejos e información relacionados con el cuidado de la salud y no pretende reemplazar el consejo médico. La información contenida en este libro debería ser usada para complementar más que reemplazar la atención regular de su médico. Se recomienda consultar siempre a su médico antes de comenzar cualquier programa o tratamiento.

Se han hecho todos los esfuerzos para asegurar la precisión de la información y los datos contenidos en este libro hasta la fecha de su publicación. La casa editorial y los autores no aceptan responsabilidad por efectos adversos que surjan por el uso o la aplicación de la información contenida en este libro.

RECONOCIMIENTOS

Un especial agradecimiento a Larissa Kostoff, directora editorial de Sarahealth, Inc., por su invalorable ayuda en la investigación y redacción de este libro.

CONTENIDO

INTRODUCCIÓN

¿Sabía que si elimináramos todos los principales tipos de enfermedades cardíacas viviríamos un promedio de siete años más?

Siete años.

Las enfermedades cardíacas matan. En este preciso momento, más de sesenta y cuatro millones de personas en este país las sufren, y cada día, cerca de tres mil perderán sus vidas a causa de estas enfermedades. Este número es mayor que el producido por las siguientes cinco causas de muerte, *sumadas*. Sin mencionar el hecho de que, aun cuando en algún tiempo se las consideraba enfermedades propias del hombre, actualmente la enfermedad cardíaca es la causa de muerte número uno de hombres y mujeres. Así como los síntomas difieren según el sexo, también lo hacen las causas y el promedio de edad en la que comienza. Las mujeres, por ejemplo, en su mayoría experimentan su primer evento cardiovascular diez años más tarde que un hombre.

Lo que no tiene diferencia, de todos modos, es lo que sí se puede cambiar-y eso es su dieta. Siendo hombre o mujer, la prevención más radical de enfermedades cardíacas (y de ataques cardíacos y derrames cerebrales) comienza con su dieta. Aun cuando muchas personas pueden sentirse "llenas" de información acerca de qué comer y qué no comer, para maximizar la salud del corazón es necesario evaluar los alimentos saludables para el corazón que están disponibles. *Alimentos que Luchan Contra las Enfermedades Cardíacas* le brinda la información correcta en el contexto correcto—información que hasta ahora resultaba difícil de encontrar en una sola fuente de referencia, práctica y sencilla.

Con una de cada cuatro personas sufriendo de enfermedades cardíacas (y el 40 por ciento muriendo por ellas), es importante primero entender qué es una enfermedad cardíaca y qué la causa. También llamada enfermedad cardiovascular, o CVD (por *Cardiovascular Disease*), la enfermedad cardíaca no se refiere solamente a un ataque cardíaco, ni tampoco a una sola enfermedad o condición. Bajo el término "enfermedad cardiovascular" encontrará también derrame cerebral, al igual que un amplio espectro de temas relativos a la salud, incluyendo enfermedad vascular periférica, o simplemente, "enfermedad de la circulación de la sangre." La enfermedad vascular perífera ocurre cuando hay una obstrucción de la circulación sanguínea hacia los miembros (brazos, piernas y pies), lo que provoca calambres, dolor o entumecimiento.

Es posible que se nazca con defectos cardíacos que conduzcan a algunos tipos de CVD, pero en la mayoría de las personas la CVD se desarrolla a lo largo del tiempo. Las condiciones que afectan al corazón y a los vasos sanguíneos incluyen las siguientes:

- presión arterial alta (restringe la circulación sanguínea hacia el corazón)
- colesterol alto (esto puede conducir a aterosclerosis o endurecimiento de las arterias)
- diabetes tipo 2, o resistencia a la insulina (esto puede incrementar por cinco el riesgo de sufrir un ataque cardíaco o derrame cerebral)

Dentro de los tipos de enfermedades o condiciones cardiovasculares que pudiera haber escuchado figuran las siguientes:

- angina (dolor de pecho causada por una deficiencia en la circulación de sangre hacia el músculo del corazón);
- arteriosclerosis (endurecimiento de las arterias, también conocida como "enfermedad de las arterias coronarias")
- aterosclerosis (un estrechamiento de la arterias debido a los depósitos de grasa, conocidos como "plaquetas")
- insuficiencia cardiaca congestiva (un corazón debilitado que ya no bombea bien, lo que conduce a

un "bloqueo," y a una severa retención de líquidos, llamado edema)

Un estudio internacional considerado un hito, que involucró a 262 científicos, 29,000 participantes, 52 países y una década de investigación (publicado en *The Lancet* en septiembre de 2004) estableció conclusiones sorprendentes; a saber, que el 90 por ciento de los factores de riesgo de enfermedades cardíacas son prevenibles. Los riesgos fueron ordenados de acuerdo a su nivel de importancia, y la lista completa es la siguiente: 1) perfil de colesterol malo, 2) fumar, 3) diabetes, 4) presión arterial alta, 5) obesidad abdominal, 6) estrés, 7) ingesta inadecuada de frutas y verduras, y 8) falta de ejercicio.

Este estudio prueba en forma definitiva que especialmente una dieta pobre puede llevar a presión arterial alta, colesterol alto y a la diabetes tipo 2—todo lo cual incrementa en gran medida sus riesgos de morir de un ataque cardíaco o derrame cerebral. Nadie dice que sea fácil, pero todos acordamos que usted *puede* cambiar su dieta. Por lo tanto la buena noticia es que todos los factores de riesgo están bajo su control. Y el primer paso para ejercer ese control es *cambiar su dieta*.

Por supuesto que cambiar su dieta no eliminará los otros factores de riesgo de enfermedades cardíacas, como son fumar o no hacer ejercicio (llamado estilo de vida sedentario). Y no eliminará el estrés alto (que conduce a presión arterial alta) que cada uno de nosotros sobrelleva diariamente. Pero puede fortalecer su organismo con nutrientes vitales para un corazón más saludable a pesar de los otros factores de riesgo, ayudando a neutralizar el daño que esos otros factores nos puedan causar.

Entonces, estas son buenas noticias.

Alimentos que Luchan Contra las Enfermedades Cardíacas está diseñado para ayudarle a aprovechar esta ventaja y hacerse cargo de lo que puede controlar para *detener las enfermedades del corazón antes de que aparezcan*. Si se está recuperando de un ataque cardíaco o derrame cerebral, o está sufriendo alguno de los muchos problemas asociados a las CVD, las estrategias delineadas en este libro también lo ayudarán a evitar episodios recurrentes, y a mejorar su salud en el largo plazo.

Entonces, siga leyendo. Si es un reciente consumidor con conciencia sobre la salud o si sufre una enfermedad cardíaca, este libro le dirá lo que necesita saber—en lenguaje simple—y en un formato práctico. Aprenderá sobre los alimentos que afectan adversamente su corazón, y también encontrará más de 2,000 alternativas de alimentos de marcas y básicos, junto con los nutrientes saludables para el corazón que se encuentran en esos alimentos, basados en porciones. Además, aprenderá cómo comprar y almacenar los alimentos saludables para el corazón, y cómo prepararlos para aprovechar la mayoría de sus nutrientes. Con menús para tres días completos y recetas fáciles de preparar, aprenderá a planificar su dieta diaria de modo de maximizar la salud de su corazón.

Para toda la vida.

¿Está preparado para luchar contra las enferme-dades cardíacas con cada comida? Pase la página ¡y aprenderá cómo!

Julius Torelli, M.D.
Director, Integrative Cardiology Center
High Point, North Carolina

Alimentos Que
LUCHAN CONTRA LAS ENFERMEDADES CARDÍACAS

CAPÍTULO 1

LUCHE CONTRA LAS ENFERMEDADES CARDÍACAS AHORA

La evidencia es contundente. Puede reducir drásticamente las probabilidades de padecer una enfermedad cardíaca mirando lo que sirve en su plato. Aun la gente que padece de una enfermedad cardíaca avanzada puede realmente evitar la necesidad de cirugía si sigue una dieta saludable para el corazón.

El doctor Dean Ornish condujo uno de los estudios más famosos en las décadas recientes con el cual documentó cómo una enfermedad cardíaca puede ser detenida o revertida a través de cambios en la alimentación, los cuales restringieron el consumo de grasas a menos de un 15 por ciento. Sus técnicas, que también combinan otras modificaciones del estilo de vida (por ejemplo, ejercicios y reducción del estrés) fueron ampliamente difundidas en publicaciones médicas. Una y otra vez los resultados fueron reproducidos por los científicos más renombrados.

Por lo tanto hay rigurosa evidencia científica (en efecto, más de cincuenta años) para respaldar el vínculo entre la dieta y las enfermedades cardíacas.

Los primeros estudios cometían el error de rebajar la ingesta de grasa diaria a la *mitad* del 30 por ciento que es lo recomendado actualmente por la Asociación Americana del Corazón (*American Heart Association*). Debido a que estos primeros estudios mostraron una reducción drástica del riesgo cardíaco, los estadounidenses generaron un mito: Toda la grasa es mala. Y entonces nació otro mito: *Todos* los carbohidratos son buenos.

Hoy, sabemos que hay algunas grasas y algunos carbohidratos que son buenos para uno, y otros que son malos. Pero ¿cómo comenzaron estos mitos? Bueno, hace mucho tiempo algunos investigadores advirtieron la relación entre las dietas ricas en grasas que eran populares en el occidente y los altos índices de enfermedades coronarias. Si se bajan las grasas, supusieron razonablemente, se reducirán los riesgos de padecer enfermedades cardíacas. Lo cual es todo correcto y está bien—siempre y cuando lo que se elimine sea la *grasa saturada*, y que no se reemplace esa grasa saturada por simples carbohidratos. Cuando considera que la grasa saturada representa el 40 por ciento de toda la grasa consumida en los Estados Unidos, y se entera de los efectos que provoca la grasa saturada en sus arterias, empieza a ver la lógica detrás del mantra *la grasa es mala*.

Sin embargo cuando mira la dieta mediterránea, la cual obtiene el 40 por ciento de sus calorías de la grasa y ha sido señalada realmente como una promotora de la salud cardíaca, empieza una educación sobre la grasa mucho más compleja y finalmente más satisfactoria. Las culturas del Mediterráneo han mostrado durante mucho tiempo, índices sorprendentemente bajos de enfermedades del corazón, *a pesar de* su amor por los vinos y del alto porcentaje de grasa que consumen. ¿Por qué?

El Doctor Walter C. Willett decidió repensar la Pirámide Alimentaria del Departamento de Alimentos y Agricultura de los Estados Unidos (USDA por *U.S. Department of Food and Agriculture*), a la cual le faltó distinguir entre carbohidratos integrales saludables y carbohidratos refinados; y entre las grasas saludables y las nocivas. Él tomó lo que ahora sabemos sobre la dieta mediterránea—que contiene grandes cantidades de aceite de oliva (la fuente número uno de grasa monoinsaturadas saludable para el corazón), pescado (una gran fuente de los ácidos grasos omega-3 que protegen al corazón) y vino (el cual si se bebe con moderación es bueno para el colesterol)—y lo combinó con la investigación actual. Los resultados, publicados en *Scientific American* en 2003, son revolucionarios y muy proféticos: la USDA ha actualizado su pirámide alimentaria para reflejar el actual conocimiento acerca de la interacción entre dieta y enfermedad.

La ciencia nos dice varias cosas:

- Los carbohidratos refinados como el pan blanco o el arroz blanco causan estragos en los niveles de insulina del organismo, lo que aumenta el riesgo de enfermedades cardíacas.

- Reemplazar estos carbohidratos por granos integrales (ver página 20) reduce este riesgo.
- En la vieja pirámide alimentaria, la carne, el pescado y las aves estaban agrupados todos juntos. Ahora sabemos que debemos distinguir entre grasas saludables y nocivas. La carne roja y la mantequilla, que son altas en grasa saturada y por lo tanto aumentan el riesgo cardíaco, deberían ser consumidas muy escasamente.
- Las grasas *correctas* (ver página 11) realmente protegen al corazón, y deberían ser consumidas en la mayoría de las comidas.

Cuánta diferencia hace una dieta. Estudios complementarios, en los cuales los individuos comían de acuerdo a la nueva pirámide alimentaria, demostraron una reducción de las enfermedades cardíacas de un 30 por ciento entre mujeres y de un 40 por ciento entre hombres. ¿Y cuál es la mejor parte? En vez de concentrarse principalmente en qué *no* comer, o qué *restringir*, el modelo de Willett nos anima a llenar nuestros platos con una abundancia de alimentos que realmente benefician a nuestro corazón. Por esta razón el capítulo está estructurado alrededor de los alimentos que *protegen* (tales como las grasas correctas, los carbohidratos correctos, el tipo de fibra que es particularmente saludable, y las mejores vitaminas y minerales para la salud de su corazón) más que en los alimentos que *dañan*. Naturalmente, también aprenderá qué alimentos debería evitar, además de qué significa su perfil de colesterol, si está en riesgo de desarrollar presión arterial alta, etc.

LA NUEVA PIRÁMIDE ALIMENTARIA

```
        1 | 2
         3
         4
         5
      6      7
      8      9
         10
```

1. Carne roja y mantequilla: limitarla si es posible
2. Arroz blanco, pan blanco, papas, pasta y dulces: limitarlos si es posible
3. Lácteos o suplemento de calcio: 1–2 porciones por día
4. Pescado, aves y huevos: 0–2 porciones por día
5. Frutos secos y legumbres: 1–3 porciones por día
6. Verduras: en abundancia
7. Frutas: 2–3 porciones por día
8. Alimentos integrales: con la mayoría de las comidas
9. Aceites vegetales (particularmente de oliva o de otros vegetales): con la mayoría de las comidas
10. Ejercicio diario y control del peso

ESTRATEGIAS PARA ELEGIR LOS CARBOHIDRATOS SALUDABLES

1. Comer alimentos de base vegetal
2. Comer más granos integrales no refinados (por ejemplo panes de trigo integral, arroz integral)
3. Comer más frutas frescas, especialmente manzanas y naranjas
4. Comer más vegetales, esencialmente zanahorias y vegetales de colores brillantes (estos tienen carotenos)
5. Sobreabundar en legumbres y frijoles, que incrementan las fibras, las cuales retardan la digestión y la conversión de los carbohidratos en glucosa (previniendo un pico en la azúcar en la sangre y luego de insulina)

Utilice la tabla nutricional de la parte de atrás del libro para planear su dieta de modo que incluya más carbohidratos saludables. Rápidamente encontrará que puede identificar en forma fácil y veloz lo que necesita para elaborar la dieta correcta para un corazón sano en el futuro.

LAS GRASAS CORRECTAS

Todas las grasas no son iguales. En realidad las grasas *correctas* son realmente *buenas* para tú, y han demostrado que elevan el HDL (por *high-density lipoprotein*), o colesterol "bueno." Ahora también conocemos que cumplen un rol crucial en el modo en que nuestro organismo procesa los fitoquímicos que requiere de varios alimentos de base vegetal. Además, los invalorables nutrientes que obtenemos de los vegetales son en muchos casos solubles en grasa, por lo tanto si elimináramos el total de las grasas, también estaríamos eliminando los nutrientes, en especial las vitaminas A, D, E y K.

Todas las grasas son conocidas como ácidos grasos, y en las formas convenientes nutren nuestras células. Pero cada molécula de grasa contiene tres tipos diferentes de ácidos grasos: saturados (sólidos); monoinsaturados (menos sólidos, con la excepción de los aceites de oliva y de maní), y poliinsaturados (líquidos). Y es particularmente importante, en este caso, distinguir lo correcto de lo que no lo es.

GRASAS BENEFICIOSAS

Las grasas beneficiosas promocionan la buena salud, en especial la del corazón, de modo que debería consumirlas a menudo. Incluyen lo siguiente:

- *Grasas monoinsaturadas*, las cuales son por lejos las más beneficiosas para el corazón. El aceite de oliva es el que mejor representa esta categoría de grasas saludables (junto con el aceite de cáñamo, contienen el mayor número de grasas saludables). Y el aceite de oliva es la razón por la cual las grasas monoinsaturadas se asocian con la dieta mediterránea, la cual es famosa no solo por el olivo y la vid (ver página 36 para mayor información) sino también por sus bajos índices de enfermedades cardíacas. Las grasas monoinsaturadas protegen al corazón bajando los niveles de colesterol malo (o LDL *por low-density lipoprotein*). También es posible, aunque todavía no está comprobado, que las grasas monoinsaturadas levanten los niveles del colesterol bueno (o HDL). Súmele a esto su probado historial en bajar el riesgo de resistencia a la insulina y podrá ver por qué ellas son las favoritas entre nuestras grasas beneficiosas. Otros ejemplos de alimentos con alto contenido de grasas monoinsaturadas incluyen aceites de canola, semilla de lino, maní y aguacate.

• *Ácidos grasos omega-3*, los cuales representan una de las dos clases de grasas poliunsaturadas. Ambas omega-3 (grasa alfa linolénico o ALL por sus siglas en inglés) y omega-6 (grasa linolenico, o LA por sus siglas en inglés) son grasas polinsaturadas, las cuales no son producidas por el organismo y por lo tanto deben ser obtenidas a través de la dieta. Pero *solo una* de estas dos clases de grasas polinsaturadas—omega-3—protege al corazón. Esto es en gran medida porque los ácidos grasos omega- 6 son muy abundantes (demasiado abundantes) en la dieta de occidente. Se los encuentra en la carne, también en los aceites de cártamo, girasol y maíz, y demasiado ácido graso omega-6 puede realmente deprimir su sistema inmunológico e incrementar el riesgo de tumores e inflamación.

• No sucede lo mismo con los ácidos grasos omega-3, que son obtenidos tanto de plantas (tales como nueces de Castilla y aceite de nuez, semillas de lino y aceite de semillas de lino, soja y aceite de soja, aceite de canola, germen de trigo y espinaca) como del pescado (la variedad de aguas frías, como el salmón, la caballa y atún albacora)

- Se estima que tanto como el 99 por ciento de los estadounidenses no consumimos suficiente omega-3, aunque sí consumimos más que suficiente de omega-6. Es crucial que encontremos un balance. Esto es particularmente necesario cuando está involucrada la prevención de enfermedades del corazón, dado que los ácidos omega-3 ayudan a : a) aumentar el colesterol bueno (o HDL), con lo cual reducimos nuestro riesgo de contraer enfermedades cardíacas; y b) controlar la hipertensión (dados los efectos beneficiosos que tienen sobre la elasticidad de las paredes de nuestras arterias).

LAS CINCO PRINCIPALES FUENTES DE GRASA "SALUDABLE"

1. Aceite de oliva
2. Aceites vegetales como el aceite de canola y el de semillas de lino
3. Semillas
4. Frutos secos
5. Pescados de agua fría (por ejemplo caballa, salmón, atún albacora y sardinas)

LO QUE PUEDE HACER AHORA

Busque fuentes de grasas monoinsaturadas: oliva y otros aceites vegetales (como el de canola, semilla de lino, maní y aguacate), semillas, frutos secos y todos los alimentos de plantas (con excepción de los cocos). Recuerde que el aceite de oliva en particular protege inmensamente al corazón. Además, trate de comer más de los siguientes peces de aguas frías: caballa, atún albacora, salmón y sardinas. Y no olvide que la clave está en el balance: diseñe su propia ingesta de grasas diarias de acuerdo a los lineamientos de la próxima página.

EQUILIBRANDO LAS GRASAS EN SU DIETA

Tipo de grasa	Cantidad a consumir
Grasa total	No más del 30 por ciento del requerimiento de energía diaria
Grasa saturada/poliinsaturada	No más del 10 por ciento del requerimiento de energía diaria
Ácidos grasos trans	Limitarlos lo máximo posible y mantener lo que consume por debajo del tres por ciento (lo que debe considerar dentro del 10 por ciento del límite de grasa saturada/polinsaturada
Grasa monoinsaturada	Tanta como sea posible (dentro del límite diario)
Omega 3 derivadas de plantas y pescados	Una porción, o 1 gr, de cada una por día (comiendo 2-4 porciones de pescado por semana le permitirá lograr este objetivo)

GRASAS DAÑINAS

Los siguientes son ejemplos de grasas "dañinas" obstructoras de arterias que querrá eliminar. Si las come en exceso aumentará su riesgo de padecer problemas cardiovasculares (o su riesgo de recurrencia, si ya ha experimentado un episodio cardiovascular).

GRASAS SATURADAS

Piense en ellas como grasas sólidas que están a temperatura ambiente. No es muy diferente, a decir verdad, de como se ven en sus arterias, ya que estimulan la producción de colesterol en su organismo. Comer demasiada grasa saturada lo hará más susceptible a producir coágulos de sangre, lo cual aumenta su riesgo de derrame cerebral y ataque cardíaco. Los alimentos con alto contenido de grasa saturada incluyen los lácteos enteros, la carne procesada y grasosa, la manteca, mantequilla, margarina, manteca vegetal, el chocolate y los aceites tropicales (el aceite de coco es saturado más que el 90 por ciento).

LO QUE PUEDE HACER AHORA

Las grasas saturadas deben ser eliminadas en lo posible, o de lo contrario, deberían ser consumidas en muy pequeñas cantidades. Los nutricionistas recomiendan que las grasas saturadas y las grasas trans combinadas no superen el 10 por ciento del consumo de calorías diario de una persona saludable. Si padece de alguna enfermedad cardíaca, colesterol alto o diabetes, la recomendación es levemente diferente—7 por ciento de grasas saturadas y grasas trans combinadas.

GRASAS TRANS

Las grasas trans son las más ruines de la familia de las grasas dañinas porque actúan como grasas saturadas en su organismo. Al burbujear gas hidrógeno a través de aceite vegetal se crean grasas trans, y este proceso hace que el aceite líquido (piense en aceite de maíz) se vuelva más sólido (piense en margarina). También prolonga la vida de las grasas, como las polinsaturadas, que pueden oxidarse cuando se las expone al aire. Y ni hablar del hecho de que los aceites líquidos parcialmente hidrogenados, que son básicamente una mantequilla líquida, tienen menos sabor graso. Por lo tanto los restaurantes, desde el más sofisticado hasta el más básico, los aman, lo que probablemente ya sabía.

Últimamente ha habido muchos artículos de prensa sobre la gran cantidad de grasas trans que hay en nuestras comidas rápidas. Las investigaciones nos dicen que solo un gramo de grasas trans diario (lo que es diez veces *menos* de lo que la mayoría de nosotros consume cualquier día—el equivalente a un *chicken nugget* o a dos porciones de pizza) aumentará realmente nuestro riesgo de padecer enfermedades cardíacas tanto como en un 20 por ciento. Y recientes estudios producidos por el departamento de nutrición en Harvard han relacionado a las grasas trans con la muerte de nada menos que treinta y tres mil personas en Norteamérica por año. Exactamente, ¿por qué son tan perjudiciales las grasas trans? Bueno, los investigadores nos dicen que las grasas trans

- Elevan los niveles del colesterol malo (o LDL)
- Disminuyen los niveles del colesterol bueno
- Aumentan los niveles de los triglicéridos, los cuales son un tipo de grasa producida por el hígado y son también obtenidos en la dieta (los niveles altos de triglicéridos lo pondrán en un gran riesgo de producir coágulos de sangre)

- Elevan los niveles de una sustancia llamada proteína C-reactiva, la cual en exceso puede causar inflamación de los vasos sanguíneos.

LO QUE PUEDE HACER AHORA

Lea las etiquetas. La palabra que está buscando es "hidrogenado" pero necesitará ser cuidadoso, porque los anunciantes habitualmente afirman que los productos hidrogenados contienen "grasa no saturada" o que son "más saludables" que los productos que tienen altos niveles de grasa saturada. O, son vendidos con la promesa de que han sido elaborados con aceite vegetal "poliinsaturado" o "monoinsaturado." De cualquier modo, si estos productos contienen aceites hidrogenados, podrían estar también llenos de grasa saturada, porque su organismo realmente no notará la diferencia.

De acuerdo a la Administración de Alimentos y Medicamentos de Estados Unidos (FDA *por U.S. Food and Drug Administration*), obtenemos nuestras grasas trans de las siguientes fuentes: 40 por ciento de los alimentos horneados, el 21 por ciento de los productos animales (como la carne y los productos lácteos, que las contienen naturalmente), 17 por ciento de la margarina, 8 por ciento de las papas fritas, 5 por ciento de las papas chips y cualquier otro tipo de bocadillos salado, 4 por ciento de la mantequilla, 3 por ciento de los aderezos para ensaladas, y 1 por ciento de los cereales para el desayuno y los dulces.

En Julio de 2003 la FDA optó por incluir las grasas trans en la tabla de Información Nutricional (*Nutrition Facts*) de comidas tradicionales y algunos suplementos dietarios. De todos modos, los productores de alimentos tuvieron hasta el 1° de enero de 2006 para cumplir con esta reglamentación, por lo tanto pudimos haber estado comiendo grasas trans por años sin siquiera saberlo. Y hasta que la Academia Nacional de Ciencias (*National Academy of Sciences*) establezca un consumo diario recomendado de grasas trans, es mejor limitar los alimentos que sabemos que las contienen. De cualquier modo, las grasas saturadas y las grasas trans combinadas nunca deberían superar el 10 por ciento del consumo calórico diario de una persona sana (sin que las grasas trans excedan el 3 por ciento). E idealmente debería evitar las grasas trans del todo.

UNA NOTA SOBRE LA MARGARINA VERSUS LA MANTEQUILLA

Cuando las grasas trans fueron incluidas en nuestras listas de ALERTA en los tardíos años ochenta, la margarina era considerada una de las mayores fuentes de grasas trans. Desde entonces algunos productores de margarina han estado ofreciendo alternativas "más saludables." Algunas de ellas no contienen grasas trans y otras tienen una poca cantidad. Las últimas variedades son particularmente engañosas; muy a menudo, se jactan de una reducción del total de grasa por porción y sin embargo *todavía contienen grasas trans*. Como regla general, una margarina con 9 a11 gramos de grasa contiene 1-3 gramos de ácido graso trans por porción. Y las margarinas "duras"—aquellas que se ven y sienten más como mantequilla—tienen especialmente alto contenido de grasas trans.

De todos modos, la mantequilla en barra es 53 por ciento grasas saturadas. O sea que lo que gana cuando evita una margarina hidrogenada lo pierde en su mayor parte cuando consume mantequilla con grasa. El jurado no ha dado su veredicto sobre cuál es mejor (o, deberíamos decir, cuál es peor). Muchos expertos en estos días recomiendan evitar la mantequilla y optar, en cambio, por una margarina sin grasas trans.

LO QUE PUEDE HACER AHORA

Si es un amante de la margarina, elija una marca con menos (o sin) aceites hidrogenados. Y si su favorita es la mantequilla, elija las livianas (light)—muchas marcas ofrecen ahora una alternativa con contenido de grasa reducido. Mejor aún, manténgase a distancia de estos dos productos, y rocíe sus alimentos con el saludable aceite de oliva.

FÍJESE CÓMO PERCIBE A LAS GRASAS

- Opte por pescado de dos a cuatro veces por semana y escoja las variedades de agua fría (como el salmón, caballa o atún albacore), dado que tienen alto contenido de omega-3 que es protector del corazón.
- Use aceite de oliva para todo; las culturas del Mediterráneo incluso rocían el pan con él en vez de consumir mantequilla, y sobre la pasta (con un poquito de ajo) en vez de usar crema con más grasas o salsas de tomates.
- Tenga en cuenta que el aceite de oliva también "activa" los carotenos saludables en los vegetales,

porque los carotenos son lipofílicos. Si no consume grasas junto con los vegetales, no absorberá los nutrientes que tienen para ofrecerle. Por lo tanto, cuando condimente sus ensaladas, el aceite de oliva es la mejor opción en vez de las alternativas "no grasas" que hay disponibles hoy.

- Combine un poco de aceite de semilla de lino, el cual tiene alto contenido de omega-3, con vinagre en los aderezos de las ensaladas, y mostaza con miel o salsa barbacoa en los escabeches
- Espolvorea frutos secos picados o semillas de sésamo en las ensaladas, o elija nueces de soja como bocadillos saludables
- En general, persista con las opciones de alimentos bajos en grasas o sin grasa. La tabla en la parte de atrás de este libro le ayudará a determinar cuáles son las buenas opciones de alimentos, y también le ayudará a discernir qué alimentos debería evitar.
- Cada vez que refrigere grasa animal (en sopas, guisados o platos con curry), quite la grasa de la superficie antes de volver a calentarla y volver a conservarla. Una espumadera para salsa de carne también le ayudará a quitar la grasa de la superficie porque el chorro vierte desde el fondo, lo que ayuda a que los aceites y la grasa se coagulen en la superficie.
- La leche descremada en polvo está de moda otra vez, mayormente porque tiene alto contenido de calcio y es baja en grasa. Úsela para cualquier receta que requiera leche o crema.

- Intente comer fruta como postre. O, considera un sorbete de fruta con yogurt de vainilla bajo en grasa por encima.

- Preste atención a cómo sazona las comidas bajas en grasas. Si lo hace bien, no perderá el sabor que le proveen las alternativas más grasas.

- La proteína que es baja en grasas proviene de fuentes vegetales, tales como variados granos y frijoles. La proteína que es alta (o más alta) en grasas viene de fuentes animales.

- En vez de freír, hornear o asar al horno la carne, ásela a la parrilla, o hiérvala. (Aunque si saca la grasa primero y después la cocina en agua, hornearla o asarla al horno va a estar bien).

- En el caso de la carne, definitivamente querrá sacarle todo vestigio de grasa que pueda ver (tanto antes de cocinarla como antes de servirla).

- Manténgase alejado de las comidas empanizadas. Aun con carne magra y vegetales, solo agregan calorías.

- Quite la piel del pollo antes de cocinarlo.

- Considere el contenido graso de todos sus alimentos lácteos. Por ejemplo, la leche descremada no contiene grasa, mientras que la leche 1 por ciento tiene un contenido del 26 por ciento de calorías provenientes de grasas y, con leche 2 por ciento, ya tiene 37 por ciento. La mantequilla obtiene el 95 por ciento de sus calorías de la grasa, y el queso, el 50 por ciento, mientras que con el yogurt, la cantidad cae al 15 por ciento.

LOS CARBOHIDRATOS CORRECTOS

La grasa, como hemos visto, puede dañar el corazón. Pero no es la única culpable. *¿Qué sucede con los carbohidratos?* Su organismo almacenará carbohidratos (piense en almidones como el arroz, la pasta, el pan y la papa) como grasa si los come en una medida mayor a la que su organismo puede usar. Con el tiempo, eso podría volverlo gordo *a usted* también.

Hay dos variedades de carbohidratos: simple o refinado, y complejo. Los carbohidratos simples se encuentran en alimentos que contienen azúcares naturales (frutas y jugos de fruta, vegetales, miel y leche) al igual a los que llevan azúcar de mesa. Los carbohidratos *refinados* (como los productos de repostería hechos tanto con harina blanca como también el arroz blanco y la pasta refinada) son especialmente malos para nosotros, y nos vuelven gordos. La popularidad de Atkins y de las dietas bajas en carbohidratos señaló el fin de la tendencia a reemplazar calorías provenientes de grasa por una cantidad equivalente de calorías provenientes de carbohidratos. Pero muy a menudo la gente elegía los carbohidratos "incorrectos." Si se carga de carbohidratos simples o refinados, corre riesgos de causar un pico de azúcar en la sangre y luego un pico de insulina. Las personas que se sobrecargan de carbohidratos simples o refinados con el tiempo pueden desarrollar hiperglucemia y resistencia a la insulina (cuando el organismo no produce la insulina suficiente o no utiliza eficientemente la insulina que produce). La insulina también mantiene bajo control los niveles de colesterol bueno (o HDL) o malo (LDL), como también el de los triglicéridos. Por lo tanto, demasiados carbohidratos simples o refinados pueden causar el aumento de los niveles de LDL y triglicéridos, y la caída de los niveles de HDL, todo lo cual puede conducir a una enfermedad cardíaca. Los carbohidratos complejos son más sofisticados porque están compuestos de moléculas más grandes e incluyen alimentos con alto contenido de fibra, como también granos y otros almidones. De todos modos, los carbohidratos correctos son—junto con ciertas frutas y vegetales—*los carbohidratos integrales*. Los carbohidratos integrales, como la avena, cebada, trigo integral y trigo bulgor, contienen todas las partes del grano. Los carbohidratos refinados, por el contrario, a menudo han sido despojados de sus componentes más saludables y nutritivos. Los granos integrales son esenciales para la salud, en particular para la salud del corazón; por lo tanto, es importante que aprenda a hallar la diferencia. Cualquier producto con granos que no exhiba la palabra "integral" en sus etiquetas o en primer lugar en la lista de ingredientes, debería ser evitado.

10 MANERAS DE REDUCIR LAS ENFERMEDADES DEL CORAZÓN CON LOS CARBOHIDRATOS CORRECTOS

1. Ingiera por lo menos una porción del 11 por ciento de avena o de cereales ricos en fibras por día
2. Reemplace los panes blancos por trigo integral o trigo sarraceno
3. Coma manzanas o naranjas como porción diaria de frutas

4. Reemplace la leche entera o leche 2 por ciento, por leche descremada
5. Reemplace las papas blancas por batatas o ñames
6. Reemplace el arroz blanco por arroz integral
7. Ingiera por día, una porción de las siguientes alubias: frijol de lima, frijol blanco, habichuela, frijol colorado, soja.
8. Pruebe uno de estos por semana: arvejas de ojo negro o lentejas
9. Elija las pastas de trigo integral en lugar de las pastas blancas.
10. Elimine o reduzca el azúcar en su dieta cuando pueda; utilice sustitutos del azúcar o reduzca a la mitad la cantidad de azúcar que consuma.

Cuando come los carbohidratos correctos, en las cantidades adecuadas, se convierten en glucosa, o azúcar en sangre—el "combustible" de su organismo. Solo si los ingiere en forma excesiva (más, por ejemplo de lo que su organismo puede usar), es que se almacenan en forma de grasa.

LO QUE PUEDE HACER AHORA

Preste atención a lo que está comiendo un día cualquiera, y luego compárelo con lo que los nutricionistas recomiendan: 50 a 55 por ciento de carbohidratos, de 15 a 20 por ciento de proteína, y (como ya hemos dicho) no más del 30 por ciento de grasa. Podría incluso considerar el modelo 40/30/30. Ahora conocida como "La Zona" (*The Zone*) porque se dice que representa la zona donde se quema el máximo de calorías, esta aproximación a una dieta balanceada se originó en la investigación del doctor Barry Sears. Lo que Sears expuso fueron las consecuencias para la salud de una dieta demasiado alta en carbohidratos (más precisamente, demasiado alta en carbohidratos simples). Su solución se convirtió en el modelo para *The Zone*: una dieta que deriva el 40 por ciento de sus calorías de los carbohidratos, con el restante 60 por ciento dividido en forma pareja entre proteínas y grasa.

EL ÍNDICE GLUCÉMICO

El índice glucémico está diseñado para ayudarlo a elegir los carbohidratos correctos. Los alimentos con alto valor glucémico (los que tienen mucho azúcar o fécula) se convertirán en glucosa más rápido que aquellos con bajo valor glucémico. Se deduce que los de bajo valor se convertirán en glucosa más lentamente, lo cual mantiene los niveles de azúcar en la sangre más estables y nivelados a lo largo del día, y hace que sienta menos apetito. También produce menos insulina.

Cuanto más rápido se convierte un alimento en glucosa, *más alto y rápido* crece el nivel de azúcar en la sangre, lo cual no es bueno. Esto es lo que causa "caídas de azúcar" al igual que un incremento en la producción de insulina, lo cual a su vez dispara su apetito. Las personas que ingieren alimentos con altos valores glucémicos corren el riesgo de adquirir resistencia a la insulina y diabetes, y también son más propensos a las enfermedades cardíacas. En cambio, cuanto más lentamente un alimento se convierte en glucosa, más despacio crecerá el nivel de azúcar en la sangre, lo cual es mejor para la salud. El índice glucémico es también una herramienta importante para las personas que sufren diabetes, dado que las ayuda a elegir los carbohidratos correctos para su plan de alimentación.

Este índice glucémico, desarrollado en la Universidad de Toronto, Canadá, mide la velocidad con la que diferentes alimentos se convierten en glucosa, a la cual se le asigna un valor de 100. Los alimentos con números altos indican una absorción de glucosa más rápida. Use esta lista solamente como un ejemplo, y recuerde que no es un índice de valores de energía ni calorías de los alimentos. Algunos alimentos con bajo valor glucémico tienen un alto contenido de grasa, mientras que otros con alto valor glucémico tienen bajo contenido de grasa. Tenga presente, también, que el número asignado al alimento cambiará en relación a qué otra cosa esté comiendo, así como también en relación al modo en el que fue preparado.

EJEMPLO DE ÍNDICE GLUCÉMICO

Tipo de Carbohidrato	Valor glucémico
Azúcares	
Glucosa	100
Miel	87
Azúcar de mesa	59
Fructosa	20
Bocaditos (snacks)	
Barras Mars	68
Papas fritas	51

Bizcochuelo	46
Bastoncitos de pescado	38
Sopa de Tomate	38
Salsas	28
Maníes	13

Cereales

Copos de maíz	80
Cereal para desayuno	67
Muesli	66
All Bran	51
Harina de avena	49

Panes

Trigo integral	72
Trigo sarraceno	51

Frutas

Pasas de uva	64
Banana	62
Jugo de naranja	46
Naranja	40
Manzana	39

Productos Lácteos

Helado	36
Yogurt	36
Leche	34
Leche descremada	32

Verduras de Raíz

Pastinaca	97
Zanahorias	92
Puré de papas instantáneo	80
Papas hervidas	70
Remolachas	64
Batata Yam	51
Batata	48

Pasta y Arroz

Arroz blanco	72
Arroz integral	66
Spaghetti (blancos)	50
Spaghetti (trigo integral)	42

Legumbres

Guisantes congelados	51
Guisantes horneados	40
Garbanzos	36
Porotos blancos	36
Porotos de manteca	36
Frijoles con ojos negros	33
Frijoles verdes	31
Frijoles rojos	29
Lentejas	29
Soja seca	15

FIBRA SOLUBLE E INSOLUBLE

Ahora que está maximizando las grasas *correctas* y minimizando las grasas y carbohidratos *incorrectos*, ¿le gustaría hacerlo aún más fácilmente? Considere los beneficios de las fibras.

La fibra es la favorita de nuestros "buenos" carbohidratos, y hay dos tipos: fibra soluble en agua (que se disuelve en agua) y fibra insoluble en agua (la cual en realidad absorbe el agua en vez de disolverse en ella). Aunque difieren, las dos son beneficiosas. Y a ambas le lleva un tiempo considerable ser digeridas por el organismo, lo cual mantiene bajo control los niveles de azúcar en la sangre y lo mantiene *a usted* menos hambriento. Chequee su apetito y estará en condiciones de controlar su ingesta de grasas y carbohidratos "incorrectos."

La fibra insoluble es la que promueve la regularidad (lo que es siempre bueno, y probablemente es lo que primero viene a su mente cuando piensa en fibra). Es también un componente crucial en la prevención del cáncer de colon.

Pero es la fibra soluble la importante para la salud del corazón. Los expertos aún no están seguros de por qué hace lo que hace, pero sí saben que la fibra soluble disminuye los niveles de colesterol "malo" (o LDL) en el organismo. Una teoría sostiene que la fibra soluble combinada con la bilis que segrega nuestro hígado forma una sustancia similar a un gel "protector" que enlaza los bloques constructores del colesterol, disminuyendo de este modo los niveles de LDL. De todos modos, sea cual fuere la razón de esta reducción del colesterol "malo" desde luego vale la pena tomarlo en serio.

LAS DIEZ PRINCIPALES FUENTES DE FIBRA SOLUBLE
1. Avena
2. Salvado de avena
3. Legumbres (por ejemplo frijoles secos o guisantes)
4. Semillas (todos los tipos)
5. Zanahorias
6. Bananas
7. Naranjas
8. Productos derivados de la soja
9. Salvado de trigo
10. Semillas de lino

LO QUE PUEDE HACER AHORA
Pruebe las fuentes de fibra soluble del listado anterior. Y dado que los estudios muestran que las personas con colesterol muy alto pueden beneficiarse mayormente de ellos, la soja en particular es una buena apuesta. Puede muy fácilmente incrementar su fibra soluble espolvoreando unas pocas cucharadas de salvado de trigo al natural sobre los cereales (o eligiendo cereales que hayan sido fortificados con fibra extra), o con semillas de lino sus ensaladas verdes. Considere la posibilidad de sustituir una salsa de frijoles por una salsa de crema, y frijoles rojos por carne molida; o agregar frijoles u otras legumbres a las sopas y chiles. Finalmente mire el siguiente cuadro para ver cómo se mide la ingestión

total de sus fibras. Busque fibras entre los vegetales, frutas, cereales, granos y frutos secos y semillas. La clave es nutrir su dieta con más fibra de lo que acostumbra. Algunas de las mejores fibras, de acuerdo a los grupos de alimentos, están listadas en las páginas 29 a 31.

CUADRO SOBRE LA FIBRA

Cereales	Gramos de Fibra
(Basados en ½ taza salvo que se especifique algo distinto)	
Fiber First	15
All Bran con Fibra Extra	15
Fiber One	14
Granola, casera (una taza)	13
All Bran	9.7
Raisin Bran (1 taza)	8
Harina de avena (1 taza)	5
Bran Flakes (1 taza)	4.4
Shreddies (2/3 taza)	2.7
Cheerios (1 taza)	2.2
Corn Flakes (1.5 taza)	0.8
Special K (1.5 taza)	0.4
Rice Krispies (1.5)	0.3

Panes	Gramos de Fibra
(Basado en 1 rebanada)	
Centeno	2
Pan integral de centeno	2
12-granos	1.7
100 por ciento trigo integral	1.3

Pasas	1
Trigo salado	1
Blanco	0

Frutas	Gramos de fibra
Aguacate (1 Florida)	18
Frambuesas, congeladas y sin azúcar (1 taza)	17
Pasa de ciruela, estofada (1 taza)	16
Dátiles, cortados (1 taza)	13
Peras, secas (10 mitades)	13
Frambuesas, al natural (1 taza)	8
Fresas (1 taza)	4
Moras (1/2 taza)	3.9
Naranja (1)	3
Manzana (1)	2
Pera (1/2 mediana)	2
Pomelo (1/2 taza)	1.1
Kiwi (1)	1

Frijoles y Legumbres	Gramos de fibra
(Basados en 1/2 taza salvo que se especifique algo distinto)	
Frijoles rojos en lata	8
Guisantes secos, hervidos	8
Lentejas, hervidas	8
Frijoles, negros, hervidos	7.5
Frijoles pinto, hervidos	7.5
Frijoles blancos, en lata	6.5

Frijoles de lima, hervidos	6.5
Frijoles refritos, en lata	6.5
Habichuelas	2

Vegetales	Gramos de fibra
(Basados en 1/2 taza salvo que se especifique algo distinto)	
Lechuga, repollada (1 cabeza)	7.5
Papas horneadas sin pelar (1 grande)	4
Vegetales, mezcla, hervidos	4
Calabaza pequeña de corteza verde	3.8
Guisantes, en lata	3.5
Maíz, descremado, en lata	2.7
Repollitos de Bruselas, congelados, hervidos	3
Espárragos (3/4 taza)	2.3
Granos de maíz	2.1
Zucchini	1.4
Zanahorias, frescas, cocidas	1.2
Brócoli	1.1

VITAMINAS Y MINERALES PARA EL CORAZÓN

Cuando elige alimentos empaquetados con los nutrientes saludables para el corazón reseñados en esta sección, usted cosecha los beneficios de los fotoquímicos protectores de la salud de su corazón, que se dan naturalmente en todas las frutas, vegetales y granos. Por lo tanto, es importante no escatimar el consumo de los alimentos listados en la tercera columna de la siguiente tabla.

Notará que los ácidos grasos omega-3 hacen una segunda aparición aquí. Se lo merecen. Puede incluso reconocer cómo algunos de estos alimentos vistos anteriormente como grasas correctas, carbohidratos correctos y cantidades adecuadas de fibra soluble benefician al corazón. Aquella discusión se centraba en los *macronutrientes* (como la proteínas y ciertas grasas), que ahora los expertos saben que son promotores de la salud coronaria. Lo notable es que los *fitonutrientes* protectores del corazón (como los carotenos y ciertas vitaminas y minerales) también son abundantes en cada fruta, cada verdura y cada porción de grano integral (ver la lista que sigue).

PRINCIPALES VITAMINAS SALUDABLES PARA EL CORAZÓN
Vitamina A / Carotenoides

Los carotenos tienen "actividad pro-vitamina A"—por lo tanto su organismo la obtiene de ellos. Incluyen: alfa caroteno, beta caroteno, beta cryptoxanthin, luteína, licopeno y zeaxantina.

Beneficio para el corazón: Ayuda a bajar los niveles de colesterol y prevenir derrames cerebrales isquémicos (debido a coágulos). Se ha demostrado que los altos niveles de carotenos reducen el índice de derrames cerebrales isquémicos en más de un 40 por ciento.

Fuentes alimenticias: Los carotenos le dan color a muchas de nuestras plantas (y hasta algunos alimentos animales, como el salmón y el langostino).

Se los encuentra en el hígado, aceites de pescado, yemas de huevo, leche entera, mantequilla, vegetales y frutas amarillos y anaranjados (¡hasta la salsa de tomate está llena de ellos!), pimientos rojos, calabaza invernal, vegetales verde oscuro, albaricoque, espirulina y algas marinas.

Porciones Sugeridas: Al menos una porción por día; aunque muchos expertos de la salud recomiendan consumir 6 miligramos por día de beta carotenos en especial. Con alimentos ricos en beta carotenos (como las zanahorias, calabazas y otras frutas y verduras amarillas y anaranjadas), está consumiendo automáticamente otros carotenoides también.

Vitamina C

Beneficio para el corazón: Protege contra las enfermedades del corazón. En un estudio que duró ocho años, llevado a cabo en el Brigham and Women's Hospital de Boston, se relacionaba la incorporación de una gran cantidad de vitamina C con un bajo índice de enfermedades de las arterias coronarias

Fuentes alimenticias: Se la encuentra en frutas cítricas, brócoli, pimientos verdes y amarillos, fresas, cerezas, duraznos, papaya, guayaba, cantalupo, repollo, tomate, papas, hojas verdes.

Porciones sugeridas: Al menos dos porciones al día; aunque el actual DRI para la vitamina C es 75 miligramos para la mujer y 90 miligramos para el hombre. Solo como un ejemplo: un pimiento verde al natural tiene 106 miligramos; una papaya, 108; una taza de duraznos congelados no azucarados, 236; una taza de fresas acerola, 1,644.

Vitamina E

Beneficio para el corazón: Está comprobado que la vitamina E disminuye el colesterol previniendo la formación de placas arteriales. En un estudio de 87,000 enfermeras que tomaron vitamina E, los investigadores notaron un 46 por ciento de reducción en la incidencia de ataques cardíacos.

Fuentes alimenticias: Se la encuentra en frutos secos, semillas, granos integrales, aceites de hígado de pescados, hojas verdes frescas, col rizada, repollo, espárragos.

Porciones sugeridas: Al menos dos porciones por día; el DRI para la vitamina E es 22 Unidades Internacionales (IUS por sus siglas en inglés) por día. Solo como ejemplo: una taza de salvado total de pasas tiene 45 IUS; una cuchara de aceite de germen de trigo, 39; una taza de mezcla de frutos secos, 23; y una onza de semillas de girasol secas, tostadas, 12.

Ácidos Grasos Omega-3

Beneficio para el corazón: Los omega-3 han demostrado incrementar los niveles de HDL (o colesterol "bueno") y controlar la hipertensión, lo cual ayuda a reducir los riesgos de padecer enfermedades cardíacas.

Fuentes alimenticias: Fuentes vegetales: nueces de nogal y aceite de nuez de nogal, soja y aceite de soja; semilla de lino y aceite de semilla de lino, germen de trigo y aceite de germen de trigo, aceite de canola y vegetales de hoja verde (como la espinaca).

Fuentes marinas: pescados de agua fría como el salmón, caballa, atún albacora y sardinas.

Porciones sugeridas: Al menos una porción diaria de cada uno (ácidos grasos omega-3 de origen vegetal y de origen marino.)

Como ejemplo, una porción de omega-3 de origen vegetal es un poco menos que una cuchara de semillas de lino. Alrededor de un gramo de pescado es una porción de omega-3 de origen marino.

Sin embargo, si come pescado de aguas frías de dos a cuatro veces a la semana y utiliza los aceites recomendados, puede estar seguro de que obtendráslos beneficios de estas grasas.

Potasio

Beneficio para el corazón: Trabaja con el sodio para mantener un balance normal de fluidos y reducir la presión arterial alta (cuando no ingiere suficiente potasio, su organismo retiene sodio y fluido, causando la elevación de la presión sanguínea).

Fuentes alimenticias: Se lo encuentra en el apio, repollo, guisantes, pe-rejil, brócoli, pimientos, zanahorias, piel de la papa, berenjena, granos enteros, peras, cítricos, algas marinas.

Porciones sugeridas: Al menos una porción diaria—o entre 800 a 1,500 miligramos por cada 1,000 calorías en alimentos. Solo como un ejemplo: una papaya tiene 781 miligramos; una banana de 9 pulgadas, 742; dos onzas de semillas de girasol al natural, 392; una cuchara de germen de trigo, 550.

UNAS PALABRAS SOBRE EL COLESTEROL BUENO Y EL MALO

Las recientes campañas de los medios de comunicación sobre las grasas trans son en realidad el resultado de más de una década de investigación sobre la relación entre los ácidos grasos trans y el colesterol. Un estudio realizado en Harvard (en el cual se siguió a más de 85,000 mujeres) descubrió que aquellas que desarrollaron enfermedades cardíacas consumían *considerablemente* más grasas trans, las que, como ya sabe, disminuyen el colesterol bueno (o HDL) mientras aumentan el malo (o LDL) en nuestros organismos.

El colesterol es una grasa cerosa producida por el hígado. El organismo realmente necesita el colesterol que produce para aislar los nervios y también para hacer las capas de tejido de las células y las hormonas. El problema radica en que también nuestro organismo obtiene un montón de colesterol a través de los productos animales que ingerimos, como la carne, aves, pescado y lácteos.

Si tiene el colesterol alto con el tiempo puede experimentar un "endurecimiento" o "estrechamiento" de sus arterias. Esto sucede porque al tener demasiado colesterol en su sangre, la acumulación (llamada placa) a la larga puede disminuir la velocidad del torrente sanguíneo hacia el corazón, aumentando significativamente el riesgo de padecer enfermedades cardíacas.

LO QUE PUEDE HACER AHORA

Use los consejos que contiene este libro para ayudarlo a elegir los alimentos que disminuirán sus niveles de colesterol y a eliminar los que no lo harán. La Asociación Americana del Corazón (AHA por *American Heart Association*) recomienda limitar el promedio de ingesta diaria de colesterol a menos de 300 miligramos, o más bien de 200 o menos si ya padece una enfermedad del corazón.(Solo como ejemplo, un huevo grande, crudo, tiene 215 miligramos de colesterol—y esto es enteramente ¡por la yema!)

CÓMO REDUCIR EL COLESTEROL "MALO"

- Limite las yemas de huevo, carne, ave, pescado, mariscos y productos lácteos enteros.
- No coma más de seis onzas de carne magra, pescado o ave por día (y cuando lo haga no se olvide de los sustitutos de proteínas de alta calidad provenientes de fuentes vegetales, como los frijoles).
- Elija productos lácteos bajos en calorías o sin calorías.
- Aumente su ingesta de aquellos productos que se ha comprobado disminuyen el colesterol, particularmente las grasas poliinsaturadas, grasas de pescado y fibra soluble.
- Incremente los alimentos provenientes de plantas (frutas, verduras, granos, frutos secos y semillas).

SUS NIVELES DE COLESTEROL: LO QUE RECOMIENDA LA AHA

Necesitará saber sus niveles de colesterol para ajustar sus elecciones de comidas adecuadamente. El Colesterol Total es la medida más común del colesterol en la sangre, chequeado a través de un simple examen de sangre y luego medido en miligramos por decilitro de sangre (mg/dl).

- Un *nivel de colesterol total* de menos de 200 mg/dl indica el menor riesgo de padecer enfermedades cardíacas. Cualquier número por encima de esta cifra incrementa el riesgo. De todos modos, los niveles de 240 mg/dl o más altos son realmente una señal en rojo que básicamente significan que su riesgo de padecer de una enfermedad cardíaca ha doblado.

- Cuanto más altos sean los niveles de *colesterol HDL*, mejor. Con menos del 40 mg/dl, está considerado con gran riesgo de contraer enfermedades cardíacas. No obstante, si puede llevar sus niveles de colesterol HDL a 60 mg/dl o más, el resultado es la protección de su corazón.

- La meta a alcanzar con su colesterol depende de la salud de su corazón. Si no padece ninguna enfermedad cardíaca, mantenga el nivel por debajo de los 160 mg/dl, y luego llévelo a un número aún más bajo cuanto más riesgosa le parezca su condición (idealmente a menos de 130 mg/dl). Si ya tiene alguna enfermedad del corazón, su colesterol debería ser inferior a 100 mg/dl.

VINO

Lo crea o no, el alcohol puede hacer subir sus niveles de colesterol bueno, o HDL. La conexión entre el vino y las enfermedades cardíacas no es algo nuevo, pero por años ha tenido perplejos a los científicos. Esto es porque, a fines de los años 80, los investigadores decidieron buscar respuestas a una cultura que realmente rinde culto a la vid: los franceses. Esta fue una elección perfecta porque los franceses, aunque comen comidas tan ricas pueden alardear de tener bajos niveles de enfermedades cardíacas. Es lo conocido como la Paradoja Francesa. Y esto es lo que los investigadores encontraron.

- A fines de la década de los ochenta, el proyecto de la Organización Mundial de la Salud que Monitorea las Tendencias y Determinantes de las Enfermedades Cardiovasculares (WHO MONICA *World Health Organization Monitoring of Trends and Determinants in Cardiovascular Disease*) informó las principales diferencias en los índices de enfermedades cardíacas y muertes debidas a estas enfermedades entre los países/culturas que estudiaron. Los participantes de las cultura del Mediterráneo fueron los que tuvieron menores índices (dígase, "buenos"), y muchos investigadores los atribuyeron a ciertas propiedades presentes en el vino que bebían.
- A fines de los años ochenta, fueron publicados los resultados del Estudio sobre el Corazón de la Ciudad de Copenhague *(Copenhagen City Heart Study)*. Los investigadores en este estudio siguieron a los bebedores por más de 12 años, y en este caso encontraron que la ingesta moderada de vino estaba asociada a un menor riesgo de derrame cerebral.

Y existe aún más evidencia. Pero es difícil promover los atributos del vino, y en particular del vino tinto, sin una palabra de cautela. Por lo tanto, beba algo de vino—pero lea lo que sigue.

LO QUE PUEDE HACER AHORA

• Disfrute de un vaso o dos; solo asegúrese de que sea tinto. Los taninos del vino rojo, que no encontrará en el vino blanco o en otro licor, parece que ayudan a la sangre a fluir y desobstruir las arterias.

• Tenga en mente que un vaso de vino tinto seco agrega cerca de 100 calorías a su dieta.

• Cocine con vino solo por el sabor que agrega; todos los otros beneficios que otorgaría a su corazón se evaporarán cuando lo cocine—¡junto con el alcohol!

• Si realmente prefiere otros tipos de alcohol, bébalos con moderación, y tenga en cuenta que no tienen las propiedades beneficiosas que son únicas del vino tinto. En realidad ciertas bebidas alcohólicas (y la cerveza es una gran culpable de esto) están también cargadas de calorías. Podría considerar probar una de esas cervezas dietéticas en el mercado ahora, como así también evitar los refrescos con gas con azúcar y los jugos que a menudo sirven de "mix" para nuestras bebidas alcohólicas.

LA DIETA DASH: PARA PREVENIR LA HIPERTENSION

Si tiene presión arterial alta, o si la presión arterial alta es común en su familia, necesita leer esta sección y seguir la dieta *DASH*. ¿Creería que la presión arterial alta , también llamada "hipertensión," afecta a alrededor de 50 millones de personas? Es así: uno de cada cuatro adultos en este país la padece—aunque es especialmente común entre aquellos de mayor edad (aun con presión arterial normal a los 55 años tenemos el 90 por ciento de probabilidades de sufrirla), o aquellos de origen afroamericano.

La presión arterial es registrada con dos números: X sobre Y. La X es la presión sistólica (cuando el corazón late) la cual es medida sobre la Y, o presión diastólica (cuando el corazón descansa después de latir). Los médicos acostumbraban a desaprobar la presión arterial que superara los 140/90. En realidad 120/80 era considerado lo normal. Sin embargo, la AHA recientemente creó una nueva clasificación—lo que ellos llaman prehipertensión—para describir aquellos que están en el rango dentro del límite. Esto incluye ahora a las personas con presiones entre 120 y 139 (sistólica) sobre 80 a 89 (diastólica). La evidencia prueba que mientras aquellos con prehipertensión son más propensos a moverse hacia la hipertensión (donde es necesaria la medicación), ellos también responden muy bien a los cambios de estilos de vida con el propósito de a disminuir la presión arterial.

La presión arterial alta por lo general es causada por la obesidad, el sedentarismo y el estrés, aunque si es común en su familia, o si es de origen afroamericano, es de los que tienen mayor riesgo de desarrollarla. Más aún, una vez que la padece, a menudo queda atascado en ella. Y descontrolada, puede conducirle a una enfermedad cardíaca y a un derrame cerebral.

Una vez más, la ciencia ha demostrado que la dieta fecta la salud del corazón y puede disminuir la incidencia de presión arterial alta, o (en términos médicos) hipertensión. He aquí a la dieta DASH. DASH. (*por Dietary Approaches to Stop Hypertension* o Enfoques Dietarios para Detener la Hipertensión) es un conocido plan de alimentación para disminuir la hipertensión. *Todo aquel que haya sido diagnosticado con presión arterial alta debería adscribir a la dieta DASH.* Si su presión arterial está por encima de 130/80, esto lo incluye a usted. Una vez que esté por encima de 160/100, seguramente se le prescribirá medicación, la cual puede tomar a la vez que comience un programa alimentario DASH. Pero DASH es apropiado aun si está en el rango de prehipertensión y quiere redoblar sus esfuerzos contra el desarrollo de la real hipertensión.

Era usual que los investigadores se concentraran en una variedad de nutrientes *aislados*—como el calcio o el magnesio—en su búsqueda de indicios acerca de qué elementos de una dieta afectaban la presión arterial. Entonces, el Instituto Nacional del Corazón, los Pulmones y la Sangre (*National Heart, Lung, and Blood Institute*) decidió llevar adelante un par de estudios que investigaran cómo los nutrientes trabajaban juntos en nuestros alimentos, así como también su efecto combinado en la presión arterial cuando eran consumidos como parte de una dieta baja en grasa saturada, colesterol y grasa total, y con énfasis en el consumo de frutas, vegetales y alimentos lácteos bajos en grasa. En segundo lugar, el instituto estudió cómo esta dieta (que terminó siendo la dieta DASH) podría más adelante afectar la presión arterial si se reducía la ingesta de sodio.

Los resultados de estos estudios (llamados, simplemente "DASH" y "DASH-Sodio") fueron dramáticos. Las personas que seguían la dieta DASH descubrían que su presión arterial había bajado solo dos semanas más tarde. Y aquellos en el grupo de la dieta "DASH-Sodio," en especial aquellos que ya sufrían de hipertensión, experimentaron aún mejores reducciones. Claramente, esta fue una combinación ganadora.

¿La buena noticia? La hipertensión no solo es *controlable*, también es *prevenible*.

UNAS PALABRAS SOBRE EL SODIO

La sal es cloruro de sodio. Dado que nuestros organismos requieren un balance de sodio y agua todo el tiempo, el sodio es realmente un componente necesario para la buena salud. De todos modos, mucho sodio, el cual en un organismo saludable está regulado por los riñones, lleva a la presión arterial elevada o la agrava, lo cual, a su tiempo, conduce a incrementar el riesgo de padecer un ataque cardíaco o derrame cerebral.

CÓMO SEGUIR LA DIETA DASH

- Reduzca el consumo de sodio a 1,500 miligramos por día. Si encuentra que esto es difícil de manejar, póngase como objetivo 2,400 por día, pero asegúrese que no sea más (y trate de reducir esta cantidad a medida que pase el tiempo).
- Disminuya la grasa saturada, el colesterol y la grasa total.
- Reduzca la carne roja, los dulces y las bebidas con azúcar

- Incluya productos de granos integrales, pescado, aves y frutos secos.
- Enfatice el consumo de frutas, vegetales y alimentos lácteos bajos en grasas.

UN TÍPICO DÍA DASH

La siguiente tabla, adaptada de acuerdo a las recomendaciones desarrolladas por el Instituto Nacional del Corazón, los Pulmones y la Sangre, está basada en 2,000 calorías por día. Usted puede variar la cantidad de porciones diarias recomendadas en cualquier grupo de alimentos de acuerdo a sus necesidades calóricas. Por ejemplo, si su ingesta calórica es mayor, incremente el número de porciones en ambos productos, los que quiera disminuir (por ejemplo alimentos con grasa) y los que quiera aumentar (como por ejemplo frutas y verduras). Si en cambio su consumo calórico es inferior, disminuya el número de alimentos que quiere reducir en una o más porciones, pero mantenga los alimentos que quiere enfatizar (otra vez, frutas y verduras) en la misma cantidad.

RECOMENDACIONES DE PORCIONES PARA LA DIETA DASH

Fuente Alimenticia	Sugerencia de Porciones
Granos y productos con granos	7 a 8 porciones por día, con una porción siendo el equivalente a una rebanada de pan o a ½ taza de arroz cocido, pasta o cereal.
Vegetales	4 a 5 porciones por día, con una porción siendo el equivalente a una taza de vegetales de hoja crudas (o ½ taza de vegetales cocidos), y 6 onzas de jugo de vegetal.

Frutas	4 a 5 porciones por día, con una porción siendo el equivalente a 6 onzas de jugo de frutas, ¼ taza de fruta seca, o ½ taza de fruta fresca, congelada o en lata.
Alimentos lácteos bajos en grasa o sin grasa	2 a 3 porciones diarias, siendo una porción el equivalente a 8 onzas de leche, 1 ½ onzas de queso o una taza de yogurt.
Carnes, aves y pescado	2 (o menos de 2) porciones diarias, siendo la porción equivalente a 3 onzas de carne cocida, ave o pescado.
Frutos secos, semillas y frijoles secos	4 a 5 porciones a la semana, siendo una porción equivalente a ½ taza de frutos secos, 2 cucharadas de semillas, y ½ taza de frijoles y guisantes secos cocidos
Grasas y aceites	Procure tener 2 a 3 porciones por día, siendo una porción equivalente a una cucharada de margarina liviana, dos cucharadas de aderezo para ensaladas, o una cucharada de aceite vegetal
Dulces (deberían ser bajos en grasa)	5 porciones por semana, siendo una porción equivalente a una cucharada de azúcar, una cucharada de jalea o mermelada, u 8 onzas de limonada.

LO QUE PUEDE HACER AHORA

Para comenzar con el plan alimentario DASH:

- Tómeselo con calma. Puede aumentar gradualmente su consumo de productos lácteos bajos en grasa o sin grasa a tres porciones diarias, por ejemplo, bebiendo leche con su almuerzo y cena (en vez de, digamos, gaseosas o cerveza).

• Puede consumir una porción de vegetales en el almuerzo al igual que en la cena; y si no es para usted habitual comer frutas con esas comidas, pruebe comiendo una como postre.

• Intente no comer carne al menos dos veces a la semana. En general, puede aumentar su ingesta de vegetales eligiendo recetas (como las hechas con poco aceite y algunos platos de pastas y platos a la cacerola) que no se centren en la carne.

• Limite la carne que consume a 6 onzas por día (esto es 2 porciones), y tenga en mente de que la mitad de esto (3 onzas) es más o menos el tamaño de una baraja.

• Maximice sus fuentes de energía y fibra eligiendo granos integrales cuando pueda.

10 FORMAS DE REDUCIR EL SODIO

1. Use la tabla para monitorear el contenido de sodio en todos sus alimentos.

2. Tenga en cuenta que el sodio se encuentra naturalmente en los alimentos en cantidades muy pequeñas.

3. Cada vez que sea posible, utilice productos con potasio reducido o sin agregado de sal. En estos días, hasta los productores de cereales ofrecen una alternativa baja en sodio.

4. Con los vegetales, elija los frescos tantas veces como pueda. Si no, busque los vegetales enlatados o los congelados que no contengan sal.

5. Enjuague los alimentos enlatados, como el atún, para sacarles el exceso de sal.

6. No use sal cuando cocine arroz, pasta, y cereales calientes como la avena. También evite las variedades instantáneas o saborizadas, ya que en general tienen agregado de sal.
7. Busque otros modos de agregar "sabor" a su comida. Los sabores naturales que dan realce como el limón y el ajo son sabrosas y *saludables* alternativas a la sal.
8. Opte por la carne de ave fresca, pescado y carne magra más que por las versiones en lata, ahumadas, procesadas o tratadas (como el tocino o jamón).
9. En aquellos días en los que se ve obligado a optar por lo más conveniente (y no lo más saludable), chequee las etiquetas de las pizzas "ya preparadas," sopas en lata, aderezos para ensaladas, etcétera. La mayoría contiene un montón de sodio pero, una vez más, *hay alternativas*.
10. Reconozca el "lenguaje" del sodio: escabechado o tratado; salsa de soja o caldo.

CAPÍTULO 2

DEL MERCADO A LAS COMIDAS

Ahora es el momento de sacar provecho de lo que conoce sobre una dieta saludable para el corazón. Conocer qué alimentos ayudan a proteger al corazón es la clave. Pero también querrá saber cómo seleccionar los mejores de estos alimentos—los más frescos, los más sabrosos y seguramente los más llenos de nutrientes— como así también querrá saber cómo almacenarlos y prepararlos. Este capítulo lo ayudará a desarrollar un ojo crítico para los buenos productos, carnes y granos. También aprenderá cómo interpretar las etiquetas nutricionales de los alimentos empacados para que las elecciones que haga de ahora en adelante sean basadas en esa información y sean además saludables.

La información en este capítulo puede ser usada junto con la tabla al final de este libro. Además, las numerosas pautas orientadas al almacenamiento y la preparación de los alimentos están diseñadas como un complemento para la tabla—lo cual le permitirá seleccionar lo mejor entre las alternativas saludables, ya que está informado y preparado para hacerlo.

GRASAS Y ACEITES

Como comentamos en el Capítulo 1, maximizando las grasas buenas y minimizando las malas es la mejor forma de proteger la salud de su corazón. Recuerde que una dieta saludable para su corazón *sigue siendo* una dieta baja en grasas, porque restringe las calorías provenientes de las grasas a un 30 por ciento de la ingesta calórica diaria. Y aunque *lo que consume* es crucial para limitar la grasa de sus alimentos, el modo en que prepara estos alimentos (los tipos de aceites protectores del corazón que use, por ejemplo), es también fundamental para disminuir la grasa en su alimentación. Para minimizar el consumo de grasa, especialmente la dañina, considere lo siguiente en la verdulería y en la cocina.

- El aceite de oliva es siempre una buena opción porque es 74 por ciento monoinsaturado, lo que significa que puede realmente disminuir los niveles de colesterol y protegerlo a usted de las enfermedades cardíacas. Puede usar el aceite de oliva para casi todo; las culturas del Mediterráneo incluso lo rociaban sobre un trozo de pan en vez de consumir mantequilla, o sobre las pastas (con un poquito de ajo) en vez de utilizar las cremas más grasosas o salsas de tomate. El aceite de oliva también "activa" los carotenos en los vegetales, ya que los carotenos son lipofílicos. Si no consume grasas con ellos (dígase, en sus ensaladas) o al menos dos horas después de haberlos comido, entonces no absorberá los nutrientes que tiene. Por lo tanto, cuando condimente sus ensaladas, el aceite de oliva es la mejor opción, comparado con las opciones "sin grasas" hoy disponibles.

• Se consideraba que el aceite de oliva era demasiado fuerte para hornear. Sin embargo, ahora existen varios aceites de oliva livianos en el mercado que ofrecen un sabor muy neutral. Por lo tanto, raramente es necesario, si alguna vez lo es, apartarse de esta herramienta "protectiva" para cocinar.

• Otros aceites monoinsaturados son los de canola, semilla de lino, maní, soja y aguacate. Cuando se cocina para el corazón, el aceite de canola está en segundo lugar después del aceite de oliva y es 50 por ciento monoinsaturado.

• El aceite de canola se extrae de la semilla de colza la cual proviene de plantas de la familia del repollo. Últimamente ha habido algunas controversias acerca de su utilización, dado que algunos aceites de canola son extraídos con solventes químicos o prensas de alta velocidad para generar calor—y estos métodos pueden alterar la química del ácido graso del aceite de formas que todavía no se han determinado. Por esta razón, podría buscar las variedades "expulsadas con prensas" (*"Expeller Pressed"*) que se venden en los almacenes de alimentos saludables.

- Los aerosoles antiadherentes (y no grasos) para cocinar son también fabulosos cuando cocina con bajas grasas porque eliminan completamente la necesidad de usar mantequilla. Estos aerosoles también vienen con sabor (a limón o ajo), lo cual añade mucho sabor sin agregar grasa. Si cubre su cacerola con aerosol para cocinar primero, solo necesitará agregarle una cantidad muy pequeña de aceite para frituras con poco aceite bajo en grasa y otros. En la mayoría de los casos, con solo una cucharadita de té es suficiente—en especial con las varicdades con sabor, ya que estas dan mucho sabor.

- Para marinadas deliciosas bajas en grasa, los jugos de fruta, el ajo y el jengibre fresco también agregan un toque de sabor y humedad sin agregar grasa.

- Mientras que la mantequilla es el peor producto lácteo "grasoso," la margarina también tiene sus peligros para el corazón, como vimos en el Capítulo 1. No importa cuán "insaturados" sean los aceites que se incorporan a la margarina, el proceso de hidrogenación (que es lo que los convierte en "untables," similares a la mantequilla) los hace comportarse en forma muy parecida a la grasa saturada una vez en su organismo. Incluso los expertos hoy en día no se deciden acerca de los méritos de una sobre otra. El experto nutricionista Doctor Andrew Weil sugiere que cuando piense en mantequilla y margarina no trate de establecer *cuál es mejor* sino *cuál es peor*. Entonces, ¿cuál es la moraleja de esta historia? Limita el consumo de estos alimentos tanto como pueda, y si debe consumirlos, intente o con mantequilla "baja en grasa" o "grasa reducida" o con una margarina no hidrogenada o sin grasa trans. En cualquier caso, chequee cuidadosamente lo que se declara en su etiqueta (para entender mejor las etiquetas de los alimentos, mire la página 60, así como también la lista de sus ingredientes e información nutricional)

CARNES

La carne es un factor clave cuando se trata de grasas en la dieta. En la carnicería, elija entre lo siguiente:

- Carne de res magra (cuarto trasero, cuarto delantero, lomo). Busque los cortes "selectos" o "seleccionados" en vez de los de "primera calidad", y busque la carne molida magra o extra magra (con no más del 15 por ciento de grasa)
- Carne de ternera, jamón y carne de cerdo magra (lomo, chuleta de lomo) y cordero magro (pata, pata delantera, lomo).
- Pollo, gallina de Cornualles y pavo (todo sin piel). También puede sustituir carne molida de pavo por carne de res molida en hamburguesas.
- Pechuga de pollo o pata en vez de ala de pollo o muslo.
- Comidas exóticas, como emú, búfalo, conejo, faisán, y carne de venado. Estos tienen mucho menos

grasa que la carne que comúnmente se encuentra en el mercado.

• Pescado, pescado y más pescado—especialmente aquellos con alto contenido en ácidos grasos omega-3 (caballa, trucha, arenque, sardinas, atún albacora, y salmón). Aun el marisco, que tiene más alto contenido en colesterol que otros tipos de carne, tiene menos grasa saturada y grasa total que la mayoría de las carnes y aves.

UNA VEZ EN LA COCINA

• Evite los alimentos empanizados y las coberturas, los cuales solo agregan calorías y carbohidratos refinados.
• Quite toda la grasa visible antes de cocinar.
• Quite la piel (y también la grasa debajo de la piel) antes de cocinar. Cuando ase al hormo un pollo o pavo entero, quite la piel antes de trincharlo. Y definitivamente no le agregue mantequilla o aceite debajo de la piel antes de cocinarlo.
• Hornee, cocine al vapor; ase al horno o a la parrilla, guise en vez de freír.
• Para pescado crujiente: pruebe hacerlos rodar por harina de maíz antes de hornear
• Para pollo crujiente: quítele la piel primero, después sumérjalo en leche descremada y mézclelo con algunas hierbas y especias, hágalo rodar por pan rallado, copos de maíz o papas, y luego hornee.
• Quite la grasa de la cacerola cuando esté haciendo salsa. Y para salsa con crema, use leche descremada y margarina no hidrogenada liviana. Cuando

prepare aderezos o rellenos, agregue caldo o gotas de grasa de carne asada descremada en vez de grasa de cerdo o manteca, y no se olvide de agregar muchas hierbas y especias para darle más sabor.

• Enfríe la carne y los jugos de la carne después de cocinarlos y antes de agregarlos a los guisos y sopas. De este modo puede fácilmente quitar toda la grasa endurecida.

FRUTAS Y VEGETALES

Tal como descubrimos en el Capítulo 1, las frutas y los vegetales son un componente crucial en cualquier dieta, y esto es especialmente cierto si está orientando su dieta para que se convierta en una dieta óptima para la salud de su corazón. En realidad, no consumir lo suficiente de estos alimentos *incrementa* sus riesgos de desarrollar una enfermedad del corazón. La Asociación Americana del Corazón (*American Heart Association*) recomienda que ingiera al menos cinco porciones al día de vegetales y frutas o jugos de fruta. Hoy, muchos expertos ponen énfasis en los vegetales, instándonos a consumir de des a tres porciones de fruta por día, y "una abundancia" de vegetales. De cualquier modo, si prepara y sirve estos alimentos en forma correcta, *solo* obtendrá beneficios. Porque, además de poseer todas las vitaminas saludables para el corazón, minerales y fibra soluble, también son bajas en grasa y sodio, y no contienen colesterol en absoluto.

Puede usar la tabla para planear desayunos, almuerzos, cenas, bocaditos, y postres con los alimentos más protectores del corazón, pero preste atención en especial a lo siguiente:

- Las frutas y las verduras tienen alto contenido de fibra soluble. Esto incluye las legumbres, las frutas cítricas, fresas y pulpa de manzana.

- Las frutas y verduras tienen alto contenido de vitamina A (y carotenoides), C, E y potasio (ver Capítulo 1 para tener un listado completo de estos alimentos y de los nutrientes saludables para el corazón que contienen).

Y recuerde que el secreto está en preservar los nutrientes en las frutas y verduras, los cuales son sensibles a la exposición a la luz, calor, agua y aire.

DE COMPRAS

- Busque los productos más frescos. Una vez que los productos comienzan a oscurecerse o marchitarse (por ejemplo la lechuga) o magullarse (por ejemplo, manzanas, bananas) puede estar muy seguro de que su valor nutricional está disminuyendo.

- Para entender cómo crecen las frutas y verduras, tome en cuenta el consejo de un científico que recientemente fue citado en la revista *Gourmet*. Lea las etiquetas. Aparentemente las etiquetas adhesivas en los productos frescos dicen bastante más que su precio. Una etiqueta con cuatro dígitos indica convencionalmente que los alimentos están maduros; una etiqueta con cinco dígitos que comienzan con ocho indica que ese alimento está genéticamente modificado; y una etiqueta con cinco dígitos, que comienza con nueve indica que ese alimento es orgánico.

- Si no puede comprar productos frescos, las frutas y verduras en latas son también una buena opción (aunque al enlatarlos se destruyen algunas vitaminas C y B). De todos modos, chequee las etiquetas para conocer el contenido de sodio de esos alimentos (como así también cuando se trata de alimentos congelados o en paquetes).
- Para evaluar la frescura, huela las frutas (como el melón o las fresas), busque colores brillantes y, con las fresas, chequee la parte de debajo de la caja o cartón buscando evidencias de fruta manchada o echada a perder (lo cual significa que continuará echándose a perder y que ya ha comenzado la pérdida de nutrientes).
- Cuando compre lechuga de hojas, busque los tonos de verde más oscuro (como la Romana). O, si se trata de una ensalada mixta (como verduras del campo o mesclun), busque una combinación de colores brillantes y vibrantes. Esto indica riqueza de carotenoides y otras vitaminas y nutrientes.
- Cuando compre vegetales, siempre opte por la variedad, en tipo y en colores. Encontrará que es más fácil hacer esto si compra los alimentos de la estación (por ejemplo, vegetales de raíz en el otoño) que es cuando todos los colores variados, sabores y contenidos de nutrientes están en su máxima expresión.

- Trate de abstenerte de los productos empaquetados, precortados, ya que al cortarse se expone a estos alimentos a la oxigenación, lo cual inicia la pérdida de vitaminas y su deterioro. Además, estos preciosos paquetes de vegetales cortados son a menudo bastante más caros que los productos comunes.

CÓMO ALMACENAR Y CONGELAR LAS FRUTAS Y VERDURAS

- Cuando planee congelar sus alimentos, póngalos en el refrigerador inmediatamente (con algunas excepciones; a saber, bananas).
- Congele frutas (como fresas y duraznos) y vegetales cuando estén maduros—justo después de su cosecha, si es posible—porque no querrá comprometer nada de su sabor ni de sus nutrientes.
- Escalde los vegetales (como los espárragos, los frijoles, el brócoli, la remolacha, las zanahorias, los zapallos, etc.) justo antes de congelarlos. Esto desarmará las enzimas en estos alimentos que trabajan para descomponer sus nutrientes. Y tenga en cuenta que el vapor generalmente es mejor que el agua hirviendo, porque es más suave con las vitaminas de sus vegetales. Coma frutas frescas y vegetales dentro de los tres o cuatro días después de la compra, y las frutas y vegetales congelados dentro de los tres o cuatro meses desde su congelamiento. La pérdida de nutrientes ocurre de todos modos: después de una refrigeración prolongada o cuando los alimentos han estado en su congelador

por tanto tiempo que empiezan a tener signos de quemaduras por frío (lo cual compromete a ambos, la nutrición y el sabor).

PREPARANDO FRUTAS Y VEGETALES

- Lave sus productos pero no los remoje. Cuando lo hace los nutrientes se quedan en el agua.
- Elija comerlos al natural cada vez que sea posible.
- Evite cortarlos o darles formas de dados, porque de ese modo expondrá mayor superficie de estos alimentos al aire destruyendo sus nutrientes.
- Evite pelar (¡hay una verdadera abundancia de nutrientes y sabor en esas cáscaras!).
- Del mismo modo, cocine las frutas y los vegetales con su piel.
- Cocine los vegetales al vapor o en horno microondas para evitar agregarles grasas innecesarias. También puede cocinarlos en poco aceite y revolviendo continuamente (usando el aceite saludable para el corazón o las alternativas de aceites en aerosol que se discuten más adelante), o asarlos a la parilla.
- Siempre cocine las frutas o vegetales congelados en un solo paso—del freezer a la cacerola (o al microondas). La descongelación despierta todo tipo de microorganismos destructivos que estuvieron congelados todo el tiempo en su alimento.
- Use ajo cuando esté cocinando con vegetales. Varios estudios han demostrado que el ajo baja los niveles de colesterol en la sangre, reduciendo de ese modo el riesgo de enfermedad cardíaca. Corte

en daditos y cocine con aceite de oliva o ase el diente entero (esto reduce el olor.)

CONTENEDORES PARA ALIMENTOS AL POR MAYOR

Los granos integrales y frijoles que encontrará en los contenedores para la venta de alimentos al por mayor de los supermercados o almacenes de alimentos saludables, son menos perecederos que las frutas, vegetales y productos de repostería, y usualmente contienen menos sodio que las alternativas en lata o congeladas. Estos alimentos son ricos en fibra soluble (lo que significa que ayudarán a bajar el colesterol), y tienen un alto contenido de carbohidratos complejos (lo que significa que están repletos de vitaminas y nutrientes.) Por otra parte, son casi siempre más asequibles que la variedad procesada o en paquete que tal vez esté habituado a comer. Y cuando son almacenados en forma adecuada, ¡duran para siempre!

Use la tabla para determinar cuáles de estos granos sueltos tienen un alto contenido de fibra soluble, y preste atención a hacer las siguientes sustituciones.

- Frijoles y arvejas secos en lugar de los que vienen enlatados o congelados.
- Copos de avena arrollada en vez de cereal en paquete o "instantáneo." Hay muchos ingredientes "escondidos" en alimentos como los cereales en paquete. Por ejemplo, el cereal *Post Select Great Grains* (Pasas de uva, Dátiles, Pacanas) Whole Grains Cereals tiene 1 gramo de grasa saturada y

0.5 gramos de grasas trans . Los copos de avena arrollada, por el contrario, son una gran fuente de fibra soluble y son sorprendentemente fáciles de preparar. Solo hay que hervirlos y servirlos como la avena.

- Cebada. Para usar en sopas o sola como un substituto de otros rellenos a base de fécula. Tiene también un alto contenido de fibra soluble.
- Arroz integral en lugar de arroz blanco. En general, siempre es una buena idea optar por esos granos que han sido menos procesados. El arroz es blanco porque ha sido despojado de su cascarilla, germen y capas de salvado durante su procesamiento.
- Granos integrales—trigo bulgor, cuscús, etc.— como otra alternativa a la fécula blanca común. Estos dos tipos de granos, cuando son agregados a sus vegetales, ¡pueden convertir una saludable fécula en una comida sustanciosa!

PARA RECORDAR...

1. Almacene los granos lejos de cualquier tipo de humedad, y siempre manténgalos en recipientes de cierre hermético. Si vive en un clima muy húmedo, puede conservar los granos en forma segura en su nevera hasta por un año.
2. Nunca ponga en remojo el arroz u otros granos antes de cocinarlos—lo único que se logra con el remojo es quitarles sus nutrientes y, en el proceso, el grano pierde su vitalidad. No preste atención cuando una receta le pida que lo haga: poner en remojo

el arroz, tal como el arroz basmati y algunos otros granos, realmente no es siempre necesario y a menudo lo único que se logra es que el grano (que ha absorbido gran cantidad de agua) quede pastoso.

PANES Y PRODUCTOS DE REPOSTERÍA

Los panes multigranos y otros artículos de repostería elaborados con granos enteros también son buenos para el corazón. En este momento se calcula que la fibra dietética consumida por los adultos de los Estados Unidos es, en promedio, aproximadamente 15 gramos por día—la *mitad* de la cantidad recomendada por la Asociación Americana del Corazón (American Heart Association). Usted ya sabe que ciertas frutas, vegetales y legumbres son buenas fuentes de fibra, especialmente fibra soluble. Pero ¿qué sucede con el pan?

En el caso de los panes y productos de repostería, la clave es saber qué está consumiendo. *Lea las etiquetas.* Algo que usted seguramente ya sabe es que la fibra soluble disminuye el colesterol, y se encuentra en los productos de repostería con salvado de avena, tales como los *muffins* de salvado y las galletitas de harina de avena, y algunos panes multigranos. Busque los panes de grano integral que tengan gran cantidad de avena y semillas como las de lino, ya que estas son una fuente de fibra soluble. Pero preste especial atención a la lista de ingredientes, ya que muchos productos comerciales de salvado de avena en realidad contienen muy poco salvado. Y como otros productos de repostería no saludables, también pueden contener mucho sodio y grasas saturadas y grasas trans. Como regla general, el ingrediente saludable que está buscando (el salvado de avena en este caso) debería aparecer alto en la lista de los ingredientes del producto.

Una vez más, los carbohidratos correctos son *carbohidratos integrales*. Los carbohidratos integrales contienen todas las propiedades del grano, mientras que los carbohidratos refinados han sido despojados— a menudo de los componentes más saludables o que contienen la mayor parte de los nutrientes. Se debería evitar cualquier producto de repostería que no destaque en su etiqueta la palabra "integral." Esto cuenta para todos sus panes blancos, los *muffins* azucarados, o los grofes (*waffles*) y panqueques de harina blanca, *tanto como* para la gran cantidad de productos de "trigo" o "multigranos" que no aseguran que estén elaborados con granos integrales. De nuevo, *lea las etiquetas*. Puede darse cuenta a partir de la etiqueta y la lista de ingredientes si la aseveración de "grano integral" o "multigrano" es veraz o solo una exageración publicitaria.

Démosle una mirada al contenido de fibra de nuestros panes.

Pan	Gramos de fibra*
Salvado de la pradera *(Prairie Bran)*	3.5 (contiene fibra soluble)
Girasol y Lino *(Sunflower Flax)*	2 (contiene fibra soluble)
Salvado de avena *(Oat Bran)*	1 (contiene fibra soluble)
Blanco con sésamo *(Sesame White)*	1 (contiene fibra soluble)
Soja y Trigo integral *(Whole Wheat Soy)*	2 (contiene fibra soluble)
12 cereales/multicereal *(12-Grain/ Multigrain)*	2.5 (contiene fibra soluble)
Centeno	2
Pan integral de centeno (Pumpernnickel)	2
100 por ciento Trigo integral (100 por ciento Whole Wheat)	1.3
Trigo partido (Cracked Wheat)	1.0
Blanco	0

*Nota: se refiere a fibra insoluble a menos que se especifique de otro modo.

PARA RECORDAR...

- El color "oscuro" de un grano no lo hace necesariamente nutritivo. Muchos panes blancos "enriquecidos" (es decir, al que se le han reemplazado los nutrientes perdidos durante el proceso) han sido teñidos con melaza para darles su color.
- Como siempre, lea las etiquetas. Muchos panes están presentados como "trigo" pero realmente contienen principalmente harina blanca enriquecida.

Busque el 100 por ciento de harina de trigo integral alto en la lista de ingredientes. Y también tome en cuenta las calorías, grasas trans, grasas saturadas y niveles de colesterol—de esa forma equilibrará su ingesta de energía y evitará grasas menos saludables.

- Evite los postres comprados en el almacén que se presentan a sí mismos como "saludables" solo porque están elaborados con aceites insaturados y tienen bajo contenido de grasa o carecen totalmente de grasa. La mayoría de ellos están hechos con harina refinada y tienen alto contenido de azúcar.
- No olvide chequear el contenido de grasas trans de las galletitas, galletas y productos de repostería que usted *come*. Un puñado de *Wheat Thins* de Nabisco contiene dos gramos de grasas trans, tanto como un *Dutch Apple Pie* de Burger King. Incluso hay medio gramo de esta grasa solapada en las barras de granola, bajas en grasas, *Chocolate Chunk Chewy de* Quaker. Y dos *Buttermilk Waffles* de Eggo tienen 1.5 gramos de grasas trans.
- Controle a estos mismos productores periódicamente para ver si hay nuevas versiones de sus productos "normales" que sean libres de grasas trans.
- Algunos productores y cadenas de restaurantes también están enriqueciendo sus productos de repostería con soja, lo cual es particularmente bueno para los niveles de colesterol.
- Si hornea, tenga en cuenta los panes, *muffins*, panqueques, torrejas o waffles rápidos, hechos en

casa, y trata de introducir un poco de fibra soluble en la mezcla (puede hacer esto con salvado de avena o agregando algunas semillas, como las de lino.) Use margarina no hidrogenada (o mantequilla baja en grasas) y/o aceites que tengan bajo contenido de grasa saturada, leche libre de grasa o con uno por ciento de tenor graso, y claras de huevo o substitutos del huevo. Si usa yemas de huevo, hágalo con moderación, y recuerde contarlo como parte de su colesterol diario.

- Dése el gusto con una batata tradicional o un pastel de calabaza. Mezcla la batata majada o la calabaza con jugo de naranja concentrado, nuez moscada, canela, vainilla y solo un huevo—pero evite la tentación de agregar mantequilla a la mezcla.

PASILLOS DE TENTACIÓN

Durante los últimos diez años aproximadamente es que caminar por los pasillos de un supermercado se ha vuelto más fácil—debido a la legislación del gobierno que obliga a los productores de la mayoría de los alimentos empaquetados a aclarar qué hay adentro de sus paquetes. Literalmente. Ahora, por fin, no solo se nos tienta, sino que se nos *informa*. Y eso hace una enorme diferencia cuando comemos para estar saludables—particularmente para mantener nuestro corazón saludable. La Asociación Americana del Corazón ciertamente participó en el proceso de legislación y regulación que ha logrado que el detalle nutricional sea más útil a los consumidores. Desde

1993, las etiquetas de los alimentos deben ajustarse a lineamientos creados por la Administración de Medicamentos y Alimentos (FDA por *Food and Drug Administration*) y el Servicio de Seguridad Alimenticia e Inspección del Departamento de Agricultura de los Estados Unidos (*U.S. Department of Agriculture's Food Safety and Inspection Service*). Y desde 2003, se han agregado requerimientos adicionales a la tabla de "Información Nutricional" ("*Nutrition Facts*") asegurando de ese modo que los productores ahora detallen en la lista las grasas trans y también los ácidos grasos trans. Esta es una gran noticia para los consumidores, particularmente para aquellos que deben seguir una dieta saludable para el corazón. Pero solo es válido—por no decir beneficial—si aprendemos a interpretar esas etiquetas.

QUÉ HAY ADENTRO:
CÓMO ENTENDER LAS ETIQUETAS DE LOS ALIMENTOS

Todas las etiquetas detallan la "Información Nutricional" en algún lugar del paquete, ya sea en la parte de atrás o al costado. La columna del porcentaje de Valores Diarios (*% Daily Values*) le da a la gente la perspectiva de cuáles deberían ser sus requerimientos alimenticios *diarios*. Lleva una nota al pie que explica que los porcentajes están basados en una dieta de 2,000 calorías diarias, y que "los objetivos nutricionales de cada persona individual están basados en sus necesidades calóricas." Pero es útil porque a menudo un nutriente (por ejemplo el sodio) aparecerá en un cierto alimento con un número que parece ser realmente elevado (por ejemplo 100 mg), cuando en realidad 100 mg de sodio es solo el cuatro por ciento del valor diario necesario de sodio, que es en total 2,400 mg. La columna del porcentaje de Valores Diarios, por lo tanto, explica cuán alto o bajo es el contenido de ciertos nutrientes (tales como la grasa, la grasa saturada y el colesterol) en un determinado alimento poniéndolo en el contexto de lo que es necesario consumir en un día completo. Por lo tanto, en términos de los porcentajes de Valores Diarios, lo que generalmente se considera *bajo* es un número cinco o menor (porque representa solo el cinco por ciento de su necesidad diaria de ese nutriente.) Considere una buena cosa si la etiqueta dice >5 para grasa, grasa saturada o colesterol, pero una cosa menos buena si la etiqueta dice >5 para fibra.

Por otro lado, "bajo en grasa" es un término muy específico que significa que el producto contienen tres gramos de grasa o menos por porción. Así mismo, "bajo en calorías" es un término específico que describe a un producto que contiene 40 calorías o menos por porción. (Para mayor información sobre esto u otras afirmaciones comunes sobre salud, ver más abajo.)

La palabra "Calorías" sola, significa energía, como en *cuánta energía* obtendrá de un determinado alimento. Calorías derivadas de grasa significa, casi literalmente, cuánta energía derivada de la grasa contiene un alimento dado. Las calorías aparecen en la lista referidas a una porción, lo que puede resultar confuso pero a menudo esto también está explicado en la etiqueta

(por ejemplo, una porción = una taza, o una porción = una barra de granola.)

El total de carbohidratos, fibra alimenticia, azúcares, otros carbohidratos (tales como la fécula), colesterol, sodio, potasio, vitaminas y minerales, grasas totales, grasa saturada, y ahora las grasas trans aparecen en la lista del porcentaje de Valores Diarios—los cuales están basados en una dieta de 2,000 calorías diarias, que es a menudo recomendada por el gobierno de los Estados Unidos.

El problema es que a veces esta información se detalla como si fuera un código y requiere que el consumidor no solo pueda leer, sino que también pueda comprender algunos rudimentos sobre nutrición, matemáticas, un poquito de biología y química y—lo peor de todo—pueda darse cuenta de cómo y con qué el productor de ese alimento podría estar tratando de "vender" su producto con afirmaciones en términos de salud que son engañosas.

LIGHT, LITE Y FREE: CÓMO COMPRENDER LAS ALTERNATIVAS "MÁS SALUDABLES"

- Bajo en grasa (*low fat*): el producto contiene tres gramos de grasa o menos por porción. "Porción" en este caso es el término clave, dado que en algunos productos (como papas fritas "bajas en grasas," donde una porción equivale a seis papas fritas), las porciones son tan pequeñas que es probable que coma tres veces esa cantidad.
- Bajo en grasa saturada (*low saturated fat*): el producto contiene un gramo de grasa saturada o

menos por porción (pero sin embargo puede contener cantidades significativas de grasa trans).

- Bajas calorías (*low calorie*): el producto contiene 40 calorías o menos por porción.
- Reducido (*reduced*): el producto tiene 25 por ciento menos de un nutriente dado (por ejemplo, colesterol) que el que encontraría en la versión estándar o "normal."
- Menos (*less/fewer*): el nutriente debe estar reducido en un 25 por ciento en comparación con las recetas estándar, la versión "normal" de un producto determinado.
- *Light:* el producto debe tener la mitad de grasa, un tercio de las calorías, o la mitad de sal del producto normal.
- Libre (*free*): (como en libre de grasa, libre de calorías o libre de colesterol): el producto debe tener no más de 0.5 gramos por porción. Lo mismo vale para los productos que se describen como "Sin" (como en sin grasa) o "Cero" (como en cero colesterol).
- Libre de azúcar (*sugar free*): el producto debe contener menos que 0.5 gramos de azúcares por porción (mientras que "reducido en azúcar" significa al menos 25 por ciento menos de azúcares por porción.)

GRASAS TRANS EN EL MENÚ DE UN RESTAURANTE

Los expertos están de acuerdo: es casi imposible evitar las grasas trans cuando comemos en restaurantes de comidas rápidas porque los aceites utilizados para freír en el negocio de los restaurantes, generalmente son hidrogenados. Incluso podría decir que son difíciles de evitar cuando comemos y punto, ya que gastamos, en promedio, un tercio del dinero que usamos en comida en restaurantes y negocios de comida para llevar.

Pero hay esperanzas. Primero, podemos evitar comer alimentos fritos en mucho aceite. Y segundo, es completamente posible que la especificación de las grasas trans pronto sea obligatoria en los menús y en el momento de comprar en los locales de venta de comidas rápidas. McDonald´s ha reducido los niveles de grasas trans en sus cadenas europeas, y un grupo de consumidores frustrados ha impulsado acciones legales en un intento de provocar un cambio similar en los Estados Unidos. Ya algunos restaurantes y cadenas muy progresistas en los Estados Unidos están respondiendo a la inquietud de los consumidores y optando por menús con alternativas más saludables. Y los productores están esforzándose también—ahora se puede comprar chips libres de grasas trans de la compañía Frito-Lay, tales como las marcas Cheetos, Tostitos y Doritos. ¿Refleja esto una tendencia en aumento—un movimiento hacia una producción de alimentos más saludable, más responsable, en una industria (particularmente la industria de comidas rápidas) en la que siempre se ha obedecido a los dictámenes de las ganancias?

Tendremos que esperar para verlo.

Mientras tanto, echémosle un vistazo a cómo se ubican en la escala algunas de nuestras comidas rápidas favoritas.

Comida rápida	Gramos de grasas trans
Admiral's Feast de Red Lobster's (un plato surtido de langostinos, vieiras, almejas y pescado fritos)	22
Una porción grande de papas fritas en Burger King	6
Anillos de cebolla de A&W	6
1 dónut glaseada de Dunkin Donut	4
5 *nuggets* de pollo pequeñas de KFC	4
Pastel de manzana (Dutch Apple Pie) de Burger King	2
Crispy Chicken Nugget de 4 piezas del menú Kid's Meal de Wendy	2.5
2 rollitos primavera del restaurante chino de comida	1.7
para llevar Ho Lee Chow	
Hamburguesa Big Bacon Classic de Wendy	1.5
1 Filete de pescado rebozado del restaurante Casey's Fish and Chips	1.2

CAPÍTULO 3

LA DIETA DE 10 PASOS PARA UN CORAZÓN SALUDABLE

Ahora que está provisto de información sobre cómo combatir la enfermedad cardíaca todos los días con cada alimento que pone en su plato, le haremos las cosas aún más sencillas. Comience la Dieta de 10 Pasos para un Corazón Saludable. Esta es una estrategia diaria fácil de seguir que reúne la información de los dos primeros capítulos de este libro, creando un modelo dietético que está basado en recomendaciones de expertos en salud y organizaciones líderes, incluyendo a la Asociación Americana del corazón (*American Heart Association*), el Instituto Nacional del Corazón, Pulmón y Sangre (*National Heart, Lung, and Blood Institute*), y la Asociación Americana de Diabetes (*The American Diabetes Association*).

PASO 1: REDUZCA LA GRASA TOTAL (HASTA EL 30 POR CIENTO DE LA INGESTA DIARIA) COMIENDO GRASAS ÚTILES

Regule su ingesta de grasa total de modo que contenga no más del *30 por ciento de los requerimientos de energía diarios*. Al mismo tiempo asegúrese de no negarle a su cuerpo las fuentes de grasa útil que realmente necesita. Estas son sus grasas insaturadas (monoinsaturadas y polinsaturadas) y sus grasas de pescado (aceites omega-3) y de ahí en adelante, serán responsables de al menos dos tercios de su ingesta diaria de grasa—o el 20 por ciento de su ingesta calórica diaria. De modo que, si está actualmente comiendo aproximadamente 2,000 calorías en cualquier día dado, al menos 400 de esas calorías pueden provenir de grasa insaturada (20 por ciento de 2,000 es 400). Hay nueve calorías en cada gramo de grasa, lo que significa que su meta debería ser aproximadamente 34 gramos de grasas útiles. Así que, por supuesto, coma estas grasas (aceite de oliva especialmente, tanto como canola, semilla de lino y aceites de soja; frutos secos; semillas y pescados de agua fría.) Y si se está sintiendo ambicioso puede incrementar el 20 por ciento de su ingesta diaria que representa al 25 o aun el 30 por ciento, eliminando totalmente de su dieta las grasas dañinas.

¿Está listo para el desafío?

PASO 2: REBAJE DRÁSTICAMENTE LAS GRASAS DAÑINAS EN SU DIETA (AL 10 POR CIENTO O MENOS DE SU INGESTA DIARIA)

Estas son las grasas saturadas, tales como la carne procesada tanto como la grasosa, la grasa de cerdo, la mantequilla, la margarina, la manteca vegetal, el chocolate y los aceites tropicales. *No más del 10 por ciento de sus requerimientos de energía diarios debería provenir de grasas saturadas*—e incluso menos si pudiera lograrlo. Usando nuestro modelo alimentario de 2,000 calorías por día, esto se traduce en no más de 10 gramos de grasa saturada por día. Para hacer más alcanzable este objetivo, tenga en cuenta lo siguiente:

• Use aceite de oliva o aceite en aerosol sin grasa en la cocina.
• Substituya las carnes grasosas o procesadas por carnes más magras o pescado, y no coma más de 6 onzas de cualquiera de ellos por día (eso equivale a dos porciones, siendo una porción de 4 onzas de aproximadamente el tamaño de un mazo de cartas)
• Elija substitutos de la carne que tengan una base vegetal, tales como frijoles secos, arvejas, lentejas o tofu (queso de soja) o tempeh (también elaborado con soja) en sus platos principales, ensaladas o sopas.

Una buena regla práctica: La proteína baja en grasas proviene de fuentes vegetales (tales como una variedad de granos y frijoles), mientras que la proteína que es alta en grasas viene de fuentes animales.

No debe haber ningún consumo extra de grasas trans más allá del límite diario del 10 por ciento de grasas saturadas. Ese límite realmente cuenta para *todas* las grasas dañinas (o sea saturadas y trans combinadas). Por lo tanto deberá ser extremadamente cauteloso con las grasas trans en su dieta porque las grasas trans se comportan como grasas saturadas en el cuerpo. Peor aún, hay evidencia reciente que sugiere que las grasas trans son culpables del desarrollo de enfermedades cardíacas en mayor medida. Las investigaciones actuales nos informan que solo un gramo de grasa trans por día en verdad puede incrementar nuestro riesgo de enfermedad cardíaca hasta en un 20 por ciento.

Los nutricionistas se dan cuenta que eliminar totalmente las grasas trans es algo difícil de hacer, especialmente cuando a los restaurantes y locales de comidas rápidas no se les exige todavía especificar el contenido de grasas trans de los alimentos en los puntos de compra. Pero sí es ahora posible *limitar* las grasas trans, gracias a la nueva legislación que obliga a los productores a añadir las grasas trans a las etiquetas sobre información nutricional de sus alimentos (que comenzó a introducirse paulatinamente desde el 1° de enero de 2006). Por lo tanto, por primera vez, los consumidores podrán rastrear y comparar el contenido de grasa trans de sus alimentos usando la tabla de "Información Nutricional" que aparece en el envase del producto. Es un gran paso—un paso que la FDA estima evitará entre 600 y 1,200 casos de enfermedades cardíacas por año (comenzando aproximadamente tres años después que el período de introducción de la legislación se haya terminado). *¡Lea las etiquetas!*

PASO 3: NO ESCATIME PRODUCTOS LÁCTEOS, PERO SÍ ASEGÚRESE QUE LAS PORCIONES DIARIAS SEAN BAJAS EN GRASA

Los productos lácteos son tradicionalmente altos en grasas. Pero los productos lácteos no son algo que quiera eliminar de su dieta, ya que son una gran fuente de calcio, vitamina D, prebióticos y ácido linoléico conjugado (CLA por *conjugated linoleic acid*). Y hay indicios (aunque todavía no esté probado) de que las personas que sufren de hipertensión tienen una deficiencia en calcio (y potasio).

Hoy día existe una diferencia de opinión sobre cuántos lácteos deberíamos consumir. El Dr. Walter C. Willet, autor de la Nueva Pirámide Alimentaria de la página 9, recomienda una a dos porciones de lácteos o suplementos de calcio por día. De cualquier modo, los participantes en los estudios de la dieta DASH obtuvieron muy buenos resultados con dos a tres alimentos lácteos bajos en grasa por día.

Solo como ejemplo, revisemos el número de calorías provenientes de grasas en algunos de nuestros habituales alimentos lácteos: la leche descremada es libre de grasa, mientras que la leche con uno por ciento tiene un contenido del 26 por ciento de calorías provenientes de grasas y en la leche con dos por ciento, nos encontramos con un 37 por ciento. La mantequilla recibe el 95 por ciento de sus calorías de las grasas, y el queso el 50 por ciento, mientras que con el yogurt el número cae hasta solo el 15 por ciento. Entonces, optar por productos lácteos bajos en grasa (o sin grasa) puede hacer realmente una diferencia sustancial en su ingesta de grasa total diaria.

Cuando la receta pide...	Pruebe usar....
leche entera (1 taza)	1 taza de leche sin grasa o leche sin grasa más una cucharada de aceite de oliva o de aceite de canola
crema doble (1 taza)	1 taza de leche evaporada descremada o ½ taza de yogurt bajo en grasa y ½ taza de requesón totalmente bajo en grasa.
mantequilla (1 cucharada)	1 cucharada de margarina no hidrogenada o ¾ de una cucharada de aceite de oliva o de canola.
queso crema	ahora es bastante fácil encontrar queso crema bajo en grasa o sin grasa; un buen substituto son 4 cucharadas de margarina no hidrogenada mezclada en una taza de requesón en polvo bajo en grasa (puede desear agregarle una pequeña cantidad de leche libre de grasa)
crema agria	ahora es bastante fácil encontrar crema agria libre de grasa; requesón bajo en grasa más yogurt bajo o libre de grasa es también un buen substituto.

PASO 4: CONSUMA DE DOS A CUATRO PORCIONES DE PESCADO POR SEMANA

Cuando es horneado o cocido a la parrilla, el pescado es una alternativa deliciosa a la carne. Aun los mariscos, como los langostinos que contienen más colesterol que la mayoría de los distintos tipos de carne, contienen menos grasa saturada y grasa total que la mayoría de las carnes de res y de aves. Pero hará su mejor elección para sus comidas si elige uno de los muchos pescados de agua fría (por ejemplo, caballa en lata, atún *light* en lata, salmón, sardinas y arenque.) Estos pescados son ricos en ácidos grasos omega-3, que disminuye el colesterol y lo protege de las enfermedades cardíacas. (Otros pescados, como el pez espada y el atún fresco, también tienen un alto contenido de ácidos grasos omega-3, pero contienen altos niveles de mercurio.)

Tenga siempre en cuenta que una porción típica de tres a cuatro onzas de pescado es aproximadamente del tamaño de la palma de su mano. Y, a medida que aumente su ingesta de pescado, reduzca su consumo de carne (piense en porciones más pequeñas menos a menudo), y siempre elija entre las variedades más magras cuando decida comer. Entonces, considere los substitutos de la carne como los frijoles secos, las arvejas y lentejas (para incrementar la fibra) y tofu o tempeh (hechos de soja, lo que disminuye el colesterol) en sus platos principales, ensaladas o sopas.

PASO 5: SELECCIONE LOS MEJORES CONDIMENTOS Y ACEITES

Una de las formas más fáciles de proteger su corazón a través de la alimentación es con el aceite de oliva. Lo puede usar en virtualmente todos los tipos de cocción (combinándolo con aceite en aerosol no graso, si es necesario, en la cacerola; o seleccionando una variedad "más liviana" con un sabor más neutral para repostería), y en marinadas y aderezos para ensaladas, o rociarlo sobre pastas y panes integrales. Las segundas mejores elecciones son los otros aceites vegetales monoinsaturados (como los de canola, soja, semillas de lino y maní.) El aceite de semilla de lino en particular, y los de soja y canola, son alternativas acertadas para el corazón. Son ricos en ácidos grasos omega-3, que ha demostrado incrementar los niveles de colesterol HDL o colesterol "bueno," ayudando de ese modo a reducir el riesgo de enfermedad cardíaca (aunque ciertos frutos secos y semillas, tales como las nueces de Castilla, las castañas Pará y las semillas de girasol, son también buenas fuentes de omega-3.)

En promedio obtenemos el tres por ciento de nuestras calorías diarias de los ácidos grasos trans en los aceites vegetales parcialmente hidrogenados. No solo es posible eliminar este daño comprobado a nuestro corazón, sino que realmente es muy fácil substituirlo con alimentos que ayudan. Los aceites de oliva y de otros vegetales que protegen al corazón son decididamente su mejor elección.

También es importante rastrear el contenido de sodio en todos sus otros condimentos y aceites. La mayoría de los productores ahora ofrecen una alternativa "light" (lo cual significa que contiene la mitad de sal de un producto común) a cosas como la salsa de soja común. Y ¡adelante! condimente; si lo hace bien, no extrañará el sabor graso de algunos de los alimentos que ahora ha elegido evitar. Siempre es una buena idea condimentar con productos de base vegetal tales como limón, ajo, e hierbas y especias. Son naturalmente bajos en grasa y contienen solo la mínima cantidad de sodio—una condición que muchas de las variedades "embotelladas" no tienen la posibilidad de satisfacer.

PASO 6: PROCÚRESE UNA PORCIÓN DIARIA DE POTASIO

El potasio (encontrado en pasas, albaricoque, ciruelas pasas, frutas cítricas, peras, melones, bananas, fresas, repollo, espinaca, arvejas, perejil, brócoli, pimientos, zanahorias, cáscaras de papa, granos integrales, pavo, pescado y carne de res) ayuda a mantener el funcionamiento regular y saludable del corazón y el sistema nervioso. También existen indicios que sugieren que la presión arterial alta y la deficiencia en potasio (y calcio) van de la mano.

El potasio y el sodio, juntos, mantienen el normal equilibrio del fluido en su cuerpo, manteniendo la presión arterial a niveles aceptables. Si está en su armario y en su congelador y está en un paquete, o una caja, o en lata, hay grandes posibilidades de que esté lleno de sodio. Aun los productos que nunca consideraríamos "salados," como los cereales y las galletitas dulces, a menudo tienen un alto contenido de sodio. En realidad la mayor parte de su sodio alimenticio proviene de los alimentos procesados—el resto es agregado en la cocina o en la mesa. Y el sodio, como usted bien sabe, puede provocar aumentos de la presión arterial, incrementando su riesgo de enfermedades cardíacas. Por lo tanto, siempre que sea posible, limite su uso de sal en la cocina o en la mesa y en el supermercado elija los productos reducidos en sodio o sin sal agregada. Tan a menudo como pueda, coma alimentos frescos (en vez de congelados, enlatados, ahumados, procesados, al vinagre o curados).

El Instituto Nacional del Corazón, los Pulmones y la Sangre recomienda limitar la ingesta de sodio a no más de 2,400 miligramos por día—el equivalente a aproximadamente una cucharadita de sal. Una porción de potasio por día lo ayudará a contrarrestar la cantidad, cualquiera sea, de sodio que consuma.

PASO 7: CONSUMA MÁS FIBRA (ENTRE 25 Y 30 GRAMOS POR DÍA), ESPECIALMENTE FIBRA SOLUBLE

La fibra es obviamente un componente importante en cualquier dieta porque retrasa la digestión y la conversión de carbohidratos en glucosa (lo que impide un pico en el nivel de azúcar en la sangre y luego en insulina) y también favorece el funcionamiento regular del intestino grueso. Pero es la fibra soluble la que es particularmente beneficiosa para el corazón, ya que disminuye los niveles del colesterol "malo," o LDL, en su cuerpo. Asegúrese de que el contenido de fibra total en su dieta sea entre 25 y 30 gramos por día (la mayoría de nosotros rondamos los 15 gramos). Muchos alimentos con alto contenido de fibra, contienen ambas, fibras soluble y no soluble. Es como la cuajada y el suero o el grano y la paja. De modo que mientras que la tabla definitivamente da cuenta de la fibra total, hemos ido un paso más allá y hemos indicado cuáles alimentos en particular son fuentes importantes de *fibra soluble* para que pueda hacer mejores elecciones. Estos alimentos incluyen avena, salvado de avena, legumbres (por ejemplo frijoles secos o arvejas), semillas, zanahorias, bananas, naranjas, productos de soja, salvado de trigo, cebada y semillas de lino.

PASO 8: NO LE TEMA A LOS CARBOHIDRATOS COMPLEJOS

Los carbohidratos han recibido mucha de su mala fama a partir de la popularidad de la dieta Atkins y de otros enfoques sobre la alimentación bajos en carbohidratos o carentes de carbohidratos. Pero los carbohidratos correctos—los cuales, junto con sus frutas y vegetales, son *carbohidratos integrales*—son irrefutablemente protectores del corazón. Para combatir la enfermedad cardíaca los nutricionistas recomiendan que obtenga aproximadamente el 40 por ciento de sus calorías diarias, de carbohidratos. Incluso las dietas "altas en proteínas" más moderadas, como la *Zone*, recomiendan el método 40/30/30.

La clave para incorporar carbohidratos a su dieta es aprender a distinguir los carbohidratos complejos (como los granos integrales, las frutas y los vegetales) de los carbohidratos simples (como el azúcar, la miel o alimentos blancos y con fécula como el pan blanco, el arroz blanco y las papas.) Cuando come los carbohidratos correctos en las cantidades correctas, realmente le está haciendo un favor a su cuerpo—le está suministrando la glucosa en sangre que necesita como "combustible." Entonces, disfrute de los carbohidratos complejos que usted ya sabe son una gran fuente de fibra, particularmente fibra soluble: el salvado de avena, copos de avena, legumbres, frutas cítricas, fresas, salvado de arroz y cebada. Y *siempre* opte por los granos integrales—estos bajan el riesgo de enfermedades cardíacas coronarias, accidentes cerebrovasculares, diabetes, obesidad, diverticulitis, hipertensión, ciertos cánceres y osteoporosis.

Pero no se olvide de vigilar su ingesta de carbohidratos simples, ya que comer demasiada azúcar simple o refinada incrementará su riesgo de hiperglucemia (altos niveles de azúcar en la sangre) y la resistencia a la insulina, dos posibles amenazas a su corazón. El frecuentemente citado *Nurses Health Study* mostró que las mujeres que tenían dietas con una alta carga glucémica (llena de alimentos azucarados y de harina blanca refinada) presentaban un riesgo de enfermedad cardíaca incrementado. Esto no les produce ningún asombro a la mayoría de los expertos en la nutrición. El Departamento de Agricultura de los Estados Unidos ha estado durante tiempo urgiendo a la población que redujera el consumo de esos alimentos. El problema es que la pirámide alimentaria oficial, que fue publicada en 1992, no hace distinción entre los carbohidratos refinados y los integrales—¡y en verdad recomienda seis a 11 raciones diarias! Lo que hace a la Nueva Pirámide Alimentaria de Willett (ver página 9) tan revolucionaria es su distinción de las dos categorías de carbohidratos. En el modelo de Willett, el arroz blanco, el pan blanco, las papas, las pastas y los dulces aparecen en la parte más alta de la pirámide y están acompañados de una advertencia: CONSUMIR CON MODERACIÓN. Los alimentos integrales comparten la base de la pirámide de Willett (junto con los aceites vegetales saludables para el corazón) y se suponen que pueden ser consumidos *en la mayoría de las comidas*. De nuevo, la dieta hace una gran diferencia.

Use el índice glucémico del Capítulo 1 tanto como la tabla al final del libro para determinar en forma sencilla el contenido de azúcar de sus alimentos. Y use la tabla de vitaminas y minerales del Capítulo 1 para ayudarlo a elegir carbohidratos que son especialmente ricos en nutrientes protectores del corazón. Debería hacer un consumo de al menos cinco porciones de frutas y vegetales por día (con un énfasis en los vegetales, si puede), y una porción de alimentos integrales en la mayoría de sus comidas.

PASO 9: COMA MÁS PROTEÍNA DE SOJA (25 GRAMOS POR DÍA)

Varios años atrás, la FDA autorizó a los productores a que pusieran etiquetas en sus productos que fueran altos en proteína de soja. La agencia había concluido en ese momento su revisión de 27 estudios que demostraban el valor de la proteína de soja para bajar los niveles de colesterol total y del colesterol LDL ("malo"). Flamantes investigaciones ahora ubican el perfil de colesterol malo como el primer factor de riesgo *en todo el mundo* para la enfermedad cardíaca—de modo que ciertamente vale la pena tomarse en serio los beneficios de la soja.

En realidad la FDA determinó que la gente que consumía cuatro porciones de soja por día podía bajar su nivel de colesterol LDL (o "malo") tanto como un 10 por ciento. Y, contrariamente a lo que podría pensar, para disfrutar de los beneficios de la proteína de soja, no hay necesidad de eliminar de su dieta los productos de base animal tales como la carne de res, las carnes de aves y los productos lácteos. De todos modos, lo que es importante recordar es que la soja se encuentra en diversas formas. El aceite de soja se puede encontrar en margarina, mayonesa, aderezo para ensalada, etcétera, y *realmente no aporta ningún beneficio para el corazón*. Para que un alimento califique como protector del corazón debe contener *proteína de soja*—al menos 6.25 gramos. Y debería ser bajo en grasa, colesterol y sodio. La proteína de soja existe en niveles beneficiosos solo en alimentos específicos, tales como el tofu, la leche de soja, la proteína de soja texturizada, el tempeh, el miso y la harina de soja. Los alimentos que contienen aceite de soja (¡y hay muchos!) no califican como alimentos particularmente protectores del corazón. Aquí les echaremos un vistazo más detallado a algunas de las formas más comunes de proteína de soja.

- Leche de soja, que puede ser usada en lugar de la leche de vaca para beber y en recetas (un vaso de 8 onzas fluidas de leche de soja natural contiene 10 gramos de proteína de soja).
- Harina de soja, que puede ser usada en repostería (una barra de proteína de soja contiene 10 gramos de proteína de soja), y , ya que la harina de soja además agrega humedad a la mezcla, también se convierte en un buen substituto del huevo.
- Proteína de soja texturizada, que también puede ser usada como un substituto de la carne (una

hamburguesa de soja contiene 10 a 12 gramos de proteína de soja).

- Tempeh, que también es un buen substituto de la carne (1/2 taza de tempeh contiene 19.5 gramos de proteína de soja).
- Miso, que es usado para sazonar y en caldos de sopa (1/2 taza contiene 19 gramos de proteína de soja).
- Tofu, que aparece al final de esta lista ya que tiene un contenido de grasa más alto que los otros ejemplos de alimentos de soja. El tofu tiene un sabor neutro y está disponible en una variedad de texturas (cuatro onzas de tofu firme contiene 13 gramos de proteína de soja). El tofu puede freírse en poco aceite y revolviendo continuamente, puede ser mezclado con "suavizantes" o usado como un substituto del queso o aún como un reemplazante del queso crema en salsas para untar.

Muchas tiendas de comestibles ahora también tienen productos de repostería enriquecidos con soja, nueces de soja tostadas, y hamburguesas y salchichas con base de soja.

PASO 10: COMA DE DOS A TRES PORCIONES DE FRUTA POR DÍA, ADEMÁS DE UNA GRAN CANTIDAD DE VEGETALES

Hasta hace muy poco tiempo la mayoría de los expertos en salud creían que aproximadamente la mitad de los factores de riesgo para la enfermedad cardíaca eran prevenibles. La sorprendente conclusión del estudio internacional conducido por los canadienses que se convirtió en un hito, concretamente, de que el *90 por ciento* de los factores de riesgo para la enfermedad cardíaca eran prevenibles, fue discutida en extensión en el Capítulo 1. Pero lo que es interesante en este caso es cómo las frutas y los vegetales influyeron en los resultados de este estudio. La ingesta de frutas y vegetales inadecuados estaba séptima en una lista de ocho factores de riesgo. El Dr. Willett en realidad recomienda poner más énfasis en los vegetales que en la fruta. Los factores de riesgo fueron clasificados de acuerdo al nivel de importancia, lo que solo demuestra cuán crucial son esas cinco raciones recomendadas. La lista completa es como sigue:1) un perfil de colesterol malo; 2) fumar; 3) diabetes; 4) presión arterial alta; 5) obesidad abdominal; 6) estrés; 7) ingesta de vegetales y frutas inadecuada; y 8) falta de ejercicio.

Las frutas y los vegetales no solo son una gran fuente de fibra y una gran alternativa en esos días en que no se quiere comer carne, también son casi universalmente bajos en grasa, sodio y colesterol. Y, están absolutamente repletos de nutrientes protectores de la salud y del corazón, tales como la vitamina A (o carotenoides), la vitamina C, la vitamina E y el potasio. Para beneficiar a su corazón, asegúrese de consumir al menos dos o tres porciones de fruta como también copiosas cantidades de vegetales por día. Y para realmente cosechar las recompensas que estos maravillosos alimentos tienen para ofrecerle, llene su dieta con alimentos de cada una de las siguientes categorías (como también de aquellos que sabe tienen alto contenido de fibra, especialmente fibra soluble, calcio, etc.)

1. Para vitamina A (carotenoides): vegetales de hojas verdes, vegetales y frutas amarillos y anaranjados, pimientos rojos, calabazas de invierno, batatas, albaricoques, espirulina, algas marinas.
2. Para vitamina C: frutas cítricas, brócoli, pimientos verdes y amarillos, fresas, cerezas, duraznos, papaya, cantalupo, repollo, tomates, papas, vegetales de hojas verdes.
3. Para vitamina E: vegetales de hojas verdes, col rizada, repollo, espárragos.
4. Para potasio: apio, repollo, arvejas, perejil, brócoli, pimientos, zanahorias, cáscara de papas, berenjenas, peras, frutas cítricas, algas marinas.

CONSEJOS ÚTILES

Una porción individual de vegetales es aproximadamente entre una mitad y una taza entera del vegetal, cocido. Una porción individual de frutas es aproximadamente media taza de jugo de fruta o una fruta de tamaño mediano.

Los recipientes de cierre hermético con fruta fresca (para comer como refrigerio) o vegetales (para agregar a cualquier plato o ensalada), preparados una vez cada varios días, y luego conservados en la nevera, lo ayudarán a cumplir con el objetivo de al menos cinco porciones de estos alimentos por día.

CAPÍTULO 4

UNA MUESTRA DE UN MENÚ SALUDABLE PARA EL CORAZÓN

El siguiente menú para tres días ilustra cómo es una dieta saludable para el corazón ideal en la vida real, basada en la información suministrada en los Capítulos 1, 2 y 3. Este plan es bajo en grasas, y además protector del corazón. Apetitoso y creativo, puede ver ¡cuán fácil es comer saludable! Las recetas de los platos que se muestran en cursiva aparecen a continuación de este plan.

DÍA 1

DESAYUNO
Cereal de siete granos con pasas
1 rebanada de tofu
1 rebanada de pan, tostado
1 taza de leche de soja

REFRIGERIO DE MEDIA MAÑANA
1 naranja entera

ALMUERZO
Sopa de lenteja y cebada
Ensalada de tomate y albahaca
1 caja de yogurt sin contenido graso
Bastoncitos de zanahorias pequeñas

REFRIGERIO DE MEDIA TARDE
Pequeño paquete de frutos secos o semillas (por
ejemplo nueces de Castilla, almendras, semillas de
girasol o de calabaza)
1 banana

CENA
Filete de salmón asiático
Arroz integral
Ensalada de fresa y espinaca con aderezo básico de
vinagre balsámico y de oliva
1 vaso de vino tinto seco

DÍA 2

DESAYUNO
Muffin de salvado de avena y banana
Muesli
½ cantalupo

REFRIGERIO DE MEDIA MAÑANA
1 paquete de albaricoques secos o pasas de uvas

ALMUERZO
Sopa vegetariana de arvejas baja en grasas
1 lata de atún albacore, escurrido, con trozos grandes
de limón y pepino cortado en rebanadas

REFRIGERIO DE MEDIA TARDE
Licuado de tomate
Dip de Hummus y galletas de trigo integral

CENA
Pollo y frijoles verdes fritos en poco aceite
Polenta
1 vaso de vino tinto seco

DÍA 3

DESAYUNO
Pan de pasas de uva tostado
Copa de frutas frescas
Té de fresa o frambuesa

REFRIGERIO DE MEDIA MAÑANA
Bocaditos de banana

ALMUERZO
Ensalada de frutas con queso feta
Sopa de jengibre y zapallo
Bastoncitos de zanahorias pequeñas

REFRIGERIO DE MEDIA TARDE
Licuado de soja Oh Boy

CENA
Ensalada de rotini y pavo
Ensalada griega más liviana
1 vaso de vino tinto seco

RECETAS

FILETE DE SALMÓN ASIÁTICO

1 filete de salmón crudo por persona (aproximada-
mente 100 gramos)
½ taza de cebolla picada
½ cucharadita de aceite de oliva
2 cucharadas de salsa de soja **light** *(o baja en sodio)*

En un sartén de material antiadherente o de teflón, cocinar revolviendo ½ taza de cebolla picada en ½ cucharadita de aceite de oliva a fuego medio alto durante cinco minutos. Colocar arriba el filete de salmón crudo en la sartén y rociar con dos cucharadas de salsa de soja. Tapar y cocinar a fuego medio por ocho minutos o hasta que el salmón esté opaco. Cada filete es una porción.

MUFFINS DE SALVADO DE AVENA Y BANANA

1 taza de agua hirviendo
1½ taza de All Bran o equivalente
2 tazas de suero de leche
½ taza de aceite de canola
⅓ taza de melaza
2 huevos, batidos
1 cucharadita de extracto de vainilla
1 taza de harina de trigo integral
1 taza de harina
1 taza de salvado de avena
½ taza de azúcar

1 cucharada de bicarbonato de sodio
1 banana, cortada en rodajas

En un recipiente, revolver el agua hirviendo con el cereal *All Bran*; dejar enfriar durante 10 minutos. Agregar el suero de leche, el aceite, la melaza, los huevos y el extracto de vainilla y revolver.

En un recipiente grande, mezclar las harinas, el salvado de avena, el azúcar y el bicarbonato de sodio. Agregar la mezcla del suero de leche; agregar las rodajas de banana. Revolver hasta que todo esté humedecido. Poner la masa en tacitas antiadherentes para *muffins*, hasta que estén tres cuartos llenas. Hornear a 375 grados F durante 20 minutos o hasta que los *muffins* estén firmes al tacto. Rinde 24 *muffins* medianos.

ADEREZO BÁSICO DE VINAGRE BALSÁMICO Y ACEITE DE OLIVA

½ taza de vinagre balsámico
⅓ taza de agua
1 diente de ajo, finamente picado
1 cucharadita de edulcorante granulado o azúcar
¼ cucharadita de sal
una pizca de pimienta recién molida
¼ taza de aceite de oliva
opcional: 1 cucharadita de mostaza Dijon
opcional: 2 cucharadas de cebollas rojas finamente
*   picadas*

Mezclar todos los ingredientes excepto el aceite. Por último incorporar el aceite y batir hasta que esté bien unido. Verter en un recipiente con tapa y refrigerar. Rinde una taza.

ENSALADA DE ALBAHACA Y TOMATE

1 tomate mediano, cortado en rodajas
1 cucharada de hojas de albahaca disecada o fresca

Mezclar los ingredientes y rociar con *Aderezo básico de vinagre balsámico y aceite de oliva*. Rinde una porción.

POLLO Y HABICHUELAS FRITOS EN POCO ACEITE

3 mitades de pechuga de pollo sin hueso y sin piel
(aproximadamente ¾ lb.)
1 cucharada de salsa de soja light (o baja en sodio)
2 cucharaditas de fécula de maíz
¼ cucharadita de pimienta recién molida
2 tazas de habichuelas cortadas en diagonal
1½ taza de apio cortado en rodajas en forma diagonal
4 cebollines, cortados en rebanadas en forma
diagonal
1 pequeño pimiento rojo dulce, cortado en finas
rebanadas
1 cucharadita de aceite de canola (o aceite de oliva sin
gusto)
1 cucharada de raíz de jengibre fresca picada
2 dientes de ajo, picados
¼ taza de caldo de pollo reducido en sal

Cortar el pollo en tiras. En un pequeño recipiente, mezclar la salsa de soja, la fécula y la pimienta; agregar el pollo y revolver; poner a un lado.

En una cazuela que se pueda llevar al microondas, colocar los frijoles verdes, tapar y cocinar con el apio, las cebollas y el pimiento rojo con una cucharadita de agua en grado alto (100 por ciento) durante tres minutos o hasta que los vegetales estén apenas tiernos.

En un *wok* o una sartén antiadherente o de teflón, calentar el aceite sobre fuego medio alto; freír revolviendo todo el tiempo la raíz de jengibre y el ajo durante 30 segundos. Agregar el pollo y cocinar durante cinco minutos o hasta que ya no esté rosado.

Agregar la mezcla de vegetales y el caldo; cocinar y revolver durante tres minutos o hasta que todos los ingredientes estén calientes. Rinde cuatro porciones o cinco tazas.

ENSALADA DE FRUTA CON QUESO FETA

1 taza de lechuga de hojas rojas cortada y berro
½ pera mediana
½ naranja pequeña, en rodajas
1 cucharada de queso feta desmenuzado

Mezclar todos los ingredientes y rociar con *Aderezo básico de vinagre balsámico y aceite de oliva*. Rinde una porción.

COPA DE FRUTA FRESCA

¼ pomelo rosado, partido en gajos (puede substituirse por una naranja)
4 uvas rojas sin semillas
½ kiwi (puede substituirse por fresas)
¼ de una banana pequeña, cortada en rebanadas
¼ taza de yogurt bajo en grasas, de cualquier sabor
½ taza de germen de trigo tostado
½ cucharadita de canela molida

Mezclar todos los ingredientes y servir. Rinde una porción.

SOPA DE JENJIBRE Y CALABAZA

1 lata de calabaza pura (19 onzas)
3 tazas de caldo de pollo bajo en sal (casero o en lata;
   puede substituirse por caldo de verduras)
½ a 1 cucharadita de jengibre molido
¼ de cucharadita de sal
¼ cucharadita de pimienta blanca
1 taza de leche baja en grasas
1 taza de yogurt sin sabor bajo en grasas
¼ taza de perejil fresco picado

En una cacerola mediana, mezclar la calabaza, el caldo y el jengibre; y para condimentar, sal y pimienta. Calentar lentamente durante aproximadamente 15 minutos, revolviendo de vez en cuando. Agregar la leche, revolver y calentar hasta la temperatura ideal para servir. Al hacerlo, coronar cada recipiente con dos cucharadas de yogurt y perejil picado. Rinde seis porciones.

MUESLI

2 tazas de copos grandes de avena arrollada
½ taza de salvado de avena
¼ taza de semillas de girasol
¼ taza de almendras cortadas en finas rodajas
¼ taza de germen de trigo tostado
¼ taza de pasas

En un recipiente mediano, mezclar todos los ingredientes excepto las pasas. Revolver bien. Extender sobre la bandeja para horno y asar a 350 grados F durante 15 minutos. Dejar enfriar totalmente. Agregar las pasas de uva y revolver; conservar en un contenedor cerrado herméticamente. Rinde 12 porciones de ½ taza cada una.

SALUDABLE CEREAL DE SIETE GRANOS CON PASAS DE UVA

1 taza de copos grandes de avena arrollada
1 taza de cereal de tres granos (los cereales de tres
granos vendidos comercialmente típicamente
contienen trigo partido, centeno partido y lino
integral; se los encuentra en las tiendas de comida
saludable)
1 taza de copos de trigo integral
½ taza de salvado de avena
½ taza de crema de trigo
½ taza de pasas

Mezclar los copos de avena arrollada, el cereal de tres granos, los copos de trigo integral, el salvado de avena, y la crema de trigo. Guardar en un recipiente cerrado herméticamente. Rinde 16 porciones.

Para una porción individual: mezclar en un recipiente que se pueda llevar al horno microondas, ¼ taza de la mezcla de cereal seco y 3/4 taza de agua. Poner en el microondas destapado a grado alto (100 por ciento) durante dos minutos; revolver. Poner en el microondas a grado bajo (30 por ciento) durante otros tres minutos. Dejar reposar dos minutos y servir. Esparcir arriba algunas pasas de uva.

Para cocinarlo sobre la estufa, mezclar el agua y los ingredientes secos y llevarlos al hervor. Reducir el fuego a mediano y revolver durante cinco minutos. Tapar y sacar del fuego. Revolver y servir. Esparcir algunas pasas encima.

DIP DE HUMMUS DIP

¼ taza de tahini (salsa de semillas de sésamo que se vende en la mayoría de los supermercados o tiendas de comida saludable)
⅓ taza de jugo de limón
2–4 dientes de ajo medianos
19 onzas de garbanzos en lata o 2 tazas de garbanzos cocidos
3 cucharadas de perejil o cilantro frescos picados

Poner la salsa de semillas de sésamo, el jugo de limón y el ajo en una procesadora. Licuar hasta que quede homogénea. Escurrir los garbanzos, conservando el líquido. Agregar los garbanzos a la mezcla. Licuar hasta que quede cremosa. Agregar de dos a cuatro cucharadas del líquido de la lata de garbanzos, o jugo de limón para hacer más liviana la salsa. Rinde cuatro porciones.

SOPA DE LENTEJAS Y CEBADA

1 cucharada de aceite de oliva
1 puerro grande (solo la parte blanca), cortado en finas rebanadas
1 taza de de cebolla picada
3 dientes de ajo, molidos

*6 tazas de caldo de carne de res bajo en sal (casero o
en lata)*
4 zanahorias de tamaño mediano, cortadas en daditos
*2 troncos de apio con sus hojas, cortados en rebana-
das*
¾ taza de lentejas rojas o verdes, lavadas
¾ taza de cebada, lavada
½ taza de salsa de tomate (en lata o casera)
2 hojas de laurel
1 cucharadita de romero disecado
1 cucharadita de orégano disecado
½ cucharadita de sal
¼ cucharadita de pimienta recién molida
Ramito de perejil fresco picado

En una cacerola para sopa grande, calentar el aceite a fuego
mediano-bajo; cocinar el puerro, la cebolla y el ajo, tapa-
dos, durante 10 minutos. Agregar los ingredientes restantes
y llevar al hervor. Reducir el fuego y dejar hervir durante 40
minutos o hasta que la cebada esté tierna, revolviendo de vez
en cuando. Desechar las hojas de laurel. Servir, esparciendo
el perejil por arriba. Rinde nueve tazas (o nueve porciones).

ENSALADA GRIEGA AÚN MÁS LIVIANA

½ tomate mediano, cortado en trozos grandes
4 rodajas de pepino
1 pulgada de queso feta cortado en daditos
2 cucharaditas de jugo de limón
½ cucharaditas de aceite de oliva
¼ cucharaditas de orégano disecado

Mezclar todos los ingredientes y servir. Rinde una porción.

LICUADO DE SOJA

¾ taza de leche de soja (vainilla o sin sabor)
2 cucharaditas de café instantáneo
2 cucharaditas de edulcorante artificial
1 cucharadita de cacao en polvo no endulzado
unas gotas de extracto de vainilla
2 cubitos de hielo

Unir todos los ingredientes en una licuadora hasta que la mezcla quede sin grumos. Rinde una porción.

POLENTA

(Nota: esta excelente "papilla de harina de maíz" amarilla está repleta de B6, niacina, y fibra; un gran substituto de las papas o el arroz)

½ taza de polenta
2¾ tazas de agua
una pizca de sal

En una cacerola mediana, calentar el agua y la sal hasta el punto de ebullición. Reducir el fuego y lentamente agregar la polenta, batiendo para que no se formen grumos. Cocinar lentamente durante cuatro a cinco minutos, batiendo constantemente o hasta que la preparación quede espesa y cremosa, con todo el líquido absorbido. Servir el plato principal arriba, ya que la polenta absorberá los sabores del plato principal. Rinde cuatro porciones.

ENSALADA DE ROTINI Y PAVO

1½ tazas de rotini de color no cocidos

ADEREZO
2 cucharadas de vinagre de manzana
2 cucharadas de salsa de soja light
1 cucharada de aceite de oliva o de sésamo
1 diente de ajo pequeño, triturado
1½ cucharadita de raíz de jengibre picada
1 cucharadita de azúcar granulada
una pizca de pimienta recién molida

ENSALADA
2 tazas de pavo cocido cortado en cubos
1 taza de tirabeques cortados diagonalmente
½ pimiento rojo dulce mediano, cortado en tiras
   delgadas
½ taza de castañas de agua en lata, cortadas en reba-
   nadas
½ taza de apio cortado en rebanadas

En una cacerola grande, cocinar la pasta de acuerdo a las indicaciones del paquete, hasta que esté tierna pero firme. Escurrir bien y dejar enfriar. Poner a un lado.

Preparar el aderezo batiendo todos los ingredientes en un recipiente separado. Preparar la ensalada mezclando todos los ingredientes en otro recipiente. Agregar la pasta y el aderezo, y mezclar bien. Para mejores resultados, tapar y refrigerar por al menos dos horas para que los sabores se unan. Servir frío. Rinde seis tazas (o aproximadamente cuatro porciones).

ENSALADA DE ESPINACA Y FRESAS

1 paquete de espinacas pequeñas, prelavadas
1 caja de fresas, cortadas en rebanadas

Mezclar los ingredientes con *Aderezo básico de vinagre balsámico y aceite de oliva.*

LICUADO DE TOMATE

2¼ tazas de jugo de tomate
¾ yogurt natural bajo en grasa
1½ cucharadita de salsa Worcestershire
1½ cucharadita de jugo natural de limón
¼ cucharadita de pimienta recién molida
(opcional) salsa de pimiento picante
3 rodajas de limón

En la licuadora, mezclar todos los ingredientes excepto los limones. Licuar hasta que esté homogénea y cremosa. Verter en un vaso lleno de hielo y decorar con las rodajas de limón. Rinde tres porciones.

SOPA VEGETARIANA DE ARVEJAS
BAJA EN GRASA

1½ tazas de arvejas secas
5 tazas de agua
1–2 hojas de laurel
1 cucharadita de sal
1–2 dientes de ajo, triturados
1 tronco de apio, picado

1 zanahoria grande, cortada en rebanadas
1 puerro, cortado en rebanadas
1 cucharadita de mejorana
1 cucharadita de albahaca
1 cucharadita de comino

Mezclar todos los ingredientes en una olla grande para sopa, llevar al hervor y dejar hervir durante tres a cuatro horas. Rinde seis porciones.

CAPÍTULO 5

LA TABLA NUTRICIONAL PARA UN CORAZÓN SALUDABLE

Alimentos que Luchan Contra las Enfermedades Cardíacas es la única guía integrada para conocer las sustancias protectoras del corazón que ya existen en nuestros alimentos cotidianos. En ella encontrará información sobre calorías, grasa total, grasas dañinas (saturadas y grasas trans) como así también sobre grasas buenas (grasas poliinsaturadas, monoinsaturadas y los ácidos grasos omega-3), carotenoides, fibra, azúcar, potasio y sodio. Esta tabla (ver las páginas 107-247) brinda la información nutricional de alimentos básicos, alimentos de marca, alimentos para la salud y comidas rápidas, y esperamos que revolucione la forma en que usted selecciona, prepara y disfruta las comidas.

CÓMO ENCONTRAR SUS ALIMENTOS

Si está tratando de ubicar un alimento en particular, búsquelo bajo el nombre de su categoría de alimento. Por ejemplo, si está buscando *remolacha*, vaya a la tabla de contenidos, allí verá un listado de categorías de alimentos ordenados, encuentre allí "vegetales y legumbres." Vaya a la página en cuestión (donde comienza el listado de vegetales). Luego debajo de *remolacha*, podrá elegir entre varias opciones, tales como cruda, cocida, en lata, en vinagre, etc. Estas designaciones le permiten comparar el contenido nutricional de diferentes preparaciones rápida y fácilmente.

Otras nociones incluidas en las categorías de la tabla son comidas y platos principales. Las comidas representan comidas enteras, lo que usualmente significa un plato principal (como pescado o pollo), un plato para acompañar (a menudo un vegetal), y un postre. Los platos principales, por otro lado, representan *solo* el alimento principal en una comida, tal como chuleta de cerdo o lasaña.

La tabla también incluye una categoría para comidas rápidas que está deliberadamente dispuesta de tal forma para que sea fácil de consultar. Bajo el título de comidas rápidas, las comidas están ordenadas alfabéticamente en secciones tales como alimentos para el desayuno, hamburguesas, postres, comidas mejicanas, sándwiches, pasta, pizza, carne de aves, etcétera. Esto le posibilita cotejar la calidad nutritiva de, digamos por ejemplo, una hamburguesa de Burger King con una oferta similar de McDonald's.

Pero los ítems de comidas rápidas (y otros alimentos que dan placer, tales como las galletitas, los pasteles y el helado) están incluidos en la tabla solo como un punto de referencia. Obviamente usted buscará limitar estos alimentos—y optar en cambio por alternativas que sean nutritivas. Para ese fin, la tabla incluye versiones "más saludables" de los productos de marca (por ejemplo, pasteles y helados bajos en grasas) siempre que sea posible. Y, lo más importante, la tabla le enseña a identificar estas alternativas más saludables por sí mismo—separando los nutrientes *útiles* y los *dañinos en* todos sus alimentos frescos y procesados.

CÓMO IDENTIFICAR LOS NUTRIENTES SALUDABLES PARA SU CORAZÓN

Cada entrada de alimento detalla la siguiente información en este orden: nombre del alimento, tamaño de la porción, contenido calórico, y la cantidad de cada uno de los siguientes (principalmente en gramos, miligramos o microgramos): grasa total, grasa saturada, grasa poliinsaturada, grasa monoinsaturada, grasa trans, fibra, azúcares, carotenoides, potasio, ácidos grasos omega-3, y sodio. Mirémoslo con más detenimiento.

TAMAÑO DE LA PORCIÓN
El tamaño de la porción se refiere a la suma estándar de comida sugerida por Departamento de Agricultura de los Estados Unidos (USDA por *U.S. Department of Agriculture*) tanto como la industria alimenticia.

CALORÍAS
La designación "calorías" representa la cantidad de energía que provee una porción. Este valor se puede

usar como ayuda para planear con precisión sus comidas en el caso de que esté tratando de perder peso y beneficiar a su corazón. A las dietas que limitan la ingesta de calorías a entre 1,200 y 1,500 calorías por día se las considera generalmente apropiadas para la reducción de peso por largo tiempo.

GRASA SATURADA

La grasa saturada es la grasa dañina que obstruye las arterias y que usted debería evitar, ya que comer esta grasa en exceso incrementará el riesgo de padecer problemas cardiovasculares, o el riesgo de recurrencia si ya ha sufrido un evento cardiovascular importante. La grasa saturada es la grasa que se solidifica a temperatura ambiente. Los alimentos con alto contenido de grasa saturada van desde los dos tipos de carne, procesada y grasosa, hasta la grasa de cerdo, la mantequilla, la margarina, la manteca vegetal sólida, el chocolate y los aceites tropicales.

No más del 10 por ciento de sus requerimientos de energía diarios deberían provenir de las grasas saturadas. Dado el modelo dietético estándar de 2,000 calorías por día, esto se traduce en un máximo de aproximadamente 10 gramos de grasa saturada por día.

La grasa saturada y la grasa trans *combinadas* nunca deberían ser más del 10 por ciento de la ingesta calórica diaria de una persona saludable (sin que las grasas trans jamás excedan el tres por ciento). E idealmente debería evitar las grasas trans por completo.

Lea las etiquetas. La palabra que está buscando es "hidrogenado" pero tenga presente que las publicidades rutinariamente afirman que los productos hidrogenados contienen "grasa no saturada" o son "más saludables" que los productos que tienen un alto contenido de grasa saturada. O, se los vende con la promesa de que han sido elaborados con aceite vegetal "poliinsaturado" o "monoinsaturado." Como quiera que sea, si estos productos contienen aceites hidrogenados, podrían estar llenos de grasas saturadas, porque su cuerpo no notará la diferencia.

GRASA POLIINSATURADA

Junto con la grasa monoinsaturada y los ácidos grasos omega-3, la grasa poliinsaturada debería comprender las dos terceras partes de su ingesta diaria de grasa. Dado el modelo dietario estándar de 2,000 calorías por día, esto significa que las fuentes de grasas saludables (lo que llamamos las *grasas correctas* en el Capítulo 1), deberían llegar hasta alrededor de 400 calorías por día (20 por ciento de 2,000 es 400). Hay nueve calorías en cada gramo de grasa, lo que significa que a lo que está apuntando ahora es a aproximadamente 34 gramos en total de la grasa "correcta."

Hay dos clases de grasa poliinsaturada: omega-3 (alfa-linoleíca, o ALL, grasa) y omega-6 (linoleíca, o LA, grasa). Pero *solo una* de estas dos clases de grasas poliinsaturadas es protectora del corazón—las omega-3. Por esa razón las omega-3 están detalladas por separado en la Tabla de nutrición protectora del corazón. Ver "Ácidos grasos omega-3" en la página 103 de este capítulo para información sobre la forma de obtener esta útil grasa a través de su dieta. Y tenga presente que demasiado ácido graso omega-6, que se encuentra en la carne, tanto como en el cártamo, el girasol, y los aceites de maíz, realmente puede suprimir su sistema inmunológico e incrementar el riesgo de tumores e inflamaciones.

GRASA MONOINSATURADA

Junto con la grasa poliinsaturada y los ácidos grasos omega-3, la grasa monoinsaturada debería comprender dos tercios de su ingesta diaria de grasa. Dado el modelo dietario estándar de 2,000 calorías por día, esto significa que las fuentes de grasas correctas debería llegar hasta alrededor de 400 calorías por día (20 por ciento de 2,000 es 400). Hay nueve calorías en cada gramo de grasa, lo cual significa que a lo que está apuntando ahora es a aproximadamente 34 gramos en total de la grasa "buena."

La grasa monoinsaturada es la mejor de las grasas correctas porque realmente ayuda a bajar los niveles de colesterol y a proteger contra la resistencia a la insulina. Los alimentos ricos en grasa monoinsaturada incluyen aceites de oliva, de canola, de semillas de lino, de maní o de aguacate.

GRASAS TRANS

Se deberían evitar por completo las grasas trans si fuera posible, o limitarlas a, como máximo, solo el tres por ciento de la ingesta de calorías. Se forman durante la hidrogenación, un proceso químico que toma aceite vegetal insaturado relativamente saludable y lo convierte en la grasa sólida que bloquea las arterias. Algunos de los más populares alimentos producidos comercialmente en los Estados Unidos tienen un alto contenido de grasas trans, incluyendo a galletitas, pasteles, panes, galletas, papas chips, barras para el desayuno, comidas en paquete—y especialmente la comida rápida. Cuando este libro entró a la imprenta, no estaban disponibles todavía datos cuantitativos del contenido de grasas trans de los alimentos, pero a partir de enero de 2006, la FDA exige que esta información aparezca en la etiqueta con información nutricional de un producto. Hemos usado un símbolo "+" para indicar que un alimento contiene algo de grasa trans y "++" para indicar que un producto tiene un alto contenido de grasa trans.

FIBRA

La fibra, que solo se encuentra en alimentos que provienen de plantas, es un componente crucial en cualquier dieta porque ayuda a la digestión y la función intestinal. Y la fibra soluble en particular protege tanto a la salud como al corazón, ya que ayuda a bajar los niveles del colesterol "malo" (o LDL) en el cuerpo.

Dado que la fibra soluble está presente en pocos alimentos, la tabla rastrea la fibra total, y luego la mide en gramos (gr). Cuando se trata de un alimento que contiene fibra soluble (tal como los copos de avena, el salvado de avena, las legumbres, las semillas, las zanahorias, las bananas, las naranjas, los productos de soja, salvado de trigo, y lino) verá esta designación: *SOL. Esto significa que el alimento tiene un alto contenido en fibra soluble, y es, por lo tanto, importante para la salud del corazón.

En general, busque alimentos que tengan al menos 2.5 a 3 gramos de fibra por porción. Y asegúrese de que el contenido total de fibra sea entre 25 y 30 gramos por día (la mayoría de nosotros consume alrededor de 15 gramos). Para lograr este objetivo, aumente su consumo de frutas y vegetales, y elija alimentos que tengan un alto contenido de carbohidratos complejos (particularmente *carbohidratos de granos integrales* tales como el arroz y pasta integrales y los panes integrales).

AZÚCARES

Permitirse consumir demasiado azúcar simple (tales como los productos con azúcar agregado o almidones que se convierten rápidamente en glucosa) puede conducir no solo a un aumento de peso, sino también a un alto contenido de azúcar en sangre y a la resistencia a la insulina—aumentando ambas su riesgo de padecer enfermedad cardíaca. Los azúcares en este caso son contados en gramos de modo que usted pueda fácilmente ver el contenido de "azúcares totales" en sus alimentos. De cualquier modo, verá que este número fluctúa. Cuando el valor de "azúcares totales" no está disponible, se da un valor para "azúcares naturales." Cualquier producto que contiene azúcares naturales, tales como la maltosa (granos), la fructosa (frutas y vegetales), lactosa (productos de la leche), etc., puede no tener azúcar agregado, pero sin embargo contiene azúcares naturales, y, por lo tanto, tiene gramos de azúcar que podemos contar.

Use la información en la categoría de "azúcares" para evitar o limitar los azúcares simples en su dieta y para asegurarse de que está consumiendo los carbohidratos correctos en las cantidades correctas. Esta información también puede ayudarlo a elegir las marcas más nutritivas de su alimento favorito (cereal para el desayuno, por ejemplo, debería contener entre cero y cinco gramos de azúcar total, aunque siempre puede agregar azúcar a gusto). Para combatir las enfermedades cardíacas, los nutricionistas recomiendan que obtenga el 40 por ciento de sus calorías diarias de carbohidratos. Es importante recordar, de todos modos, que los carbohidratos correctos son los carbohidratos de *granos integrales*. Estos bajan su riesgo de enfermedades cardíacas coronarias, accidentes cerebrovasculares, diabetes, obesidad, diverticulitis, hipertensión, ciertos cánceres, y la osteoporosis.

CAROTENOIDES

Los carotenoides les dan su colorido a nuestros alimentos vegetales (y aún a algunos de nuestros alimentos animales, como el salmón y el langostino). También ayudan a bajar los niveles de colesterol y a prevenir ataques cerebrales isquémicos (debidos a coágulos sanguíneos). En realidad, se ha demostrado que altos niveles de carotenoides en la dieta reducen la tasa de ataques cerebrales isquémicos en un 40 por ciento. Y, como un plus, cada vez que se carga de alimentos que particularmente tienen un alto contenido de carotenoides, está levantando defensas poderosas contra el cáncer, también.

Trata de consumir al menos una porción por día; aunque muchos expertos en salud recomiendan consumir seis miligramos por día de beta-caroteno en particular. Con alimentos ricos en beta-caroteno (tales como las zanahorias, los zapallos y otros vegetales y frutas amarillos y anaranjados) está automáticamente consumiendo otros carotenoides a la vez. De cualquier modo, recuerda que este es un mínimo absoluto. Siempre coma frutas y vegetales de variados colores brillantes. Y siga las recomendaciones de la nueva pirámide alimentaria, que nos urge a comer una *gran abundancia* de vegetales y dos a tres porciones de fruta por día.

La tabla designa la cantidad de carotenoides en alimentos ya sea en microgramos (mcg) o miligramos (mg), y destaca los carotenoides de la siguiente forma: alfa-caroteno (AC), beta-caroteno (BC), beta criptoxantina (BCR), luteína y zeaxantina (LU+z), y licopeno (LYC).

POTASIO

Como usted sabe, el potasio ayuda a mantener una función regular y saludable del corazón y el sistema nervioso. Y junto con el sodio regula el normal equilibrio de fluido de su cuerpo, manteniendo la presión arterial a niveles aceptables.

El potasio es medido en miligramos aquí. De cualquier modo, el potasio está presente en lo que se consideran niveles *beneficiosos* solo en alimentos muy específicos. Por lo tanto, elija sus alimentos cuidadosamente. Y recuerde que, en este caso, *más* es definitivamente *mejor*—usted debería lograr al menos una porción por día de potasio (o aproximadamente 800 a 1500 mg por cada 1,000 calorías de comida). Busque las siguientes fuentes de potasio en su dieta: pasas de uva, albaricoques, frutas cítricas, peras, melones, bananas, fresas, repollo, espinaca, arvejas, perejil, brócoli, pimientos, zanahorias, cáscaras de papas, granos integrales, pavo, pescado, y carne de res.

ÁCIDOS GRASOS OMEGA-3

Los ácidos grasos omega-3, que representan uno de las dos clases de grasas poliinsaturadas, son especiales protectores del corazón. Para ayudarlo a distinguir los alimentos que contienen omega-3 hemos decidido presentarlos por separado en la tabla. Se estima que tanto como el 99 por ciento de los estadounidenses no consume suficiente omega-3, lo que se obtiene ya sea de fuentes vegetales (tales como los aceites de semilla de lino, de nueces de Castilla y de canola, y la espinaca) o el pescado (las variedades de agua fría, como el salmón). Los expertos nos dicen que deberíamos consumir un gramo de cada uno, los omega-3 derivados de vegetales y los omega-3 derivados de peces marinos, por día. De todos modos, si está usando los aceites recomendados y comiendo el pescado recomendado al menos dos a cuatro veces por semana, ciertamente se beneficiará de estas útiles grasas.

Dado que los ácidos grasos omega-3 se encuentran solo en alimentos muy específicos, la tabla les otorga un valor "alto" o "na" (no disponible/ no aplicable) en su sección "Descripciones de alimentos y nutrientes." No hay una ingesta diaria recomendada para los ácidos grasos omega-3, pero trate de incorporar algunos pescados de agua fría en su dieta al menos dos veces por semana.

SODIO

Demasiado sodio dietario puede ocasionar un aumento en la presión arterial, incrementando su riesgo de padecer una enfermedad cardíaca. El Instituto Nacional del Corazón, los Pulmones y la Sangre recomienda limitar su ingesta a no más que 2,400 miligramos por día (el equivalente a aproximadamente una cucharadita de sal)—y menos si puede o si ya está sufriendo de presión arterial alta .

Cuando rastree alimentos en la tabla, rápidamente verá por qué los alimentos procesados son los reales culpables cuando hablamos de sodio, el cual, aquí, es medido en miligramos (mg). Pero no olvide que hay una gran abundancia de productos reducidos en sal o sin sal agregada disponibles en los supermercados. Y como siempre, consuma productos frescos (antes que congelados, enlatados, ahumados, en aceite, curados o procesados) siempre que le sea posible.

ABREVIATURAS Y SÍMBOLOS

Cuando busca un alimento en la tabla de nutrición, necesitará entender qué significan las siguientes abreviaturas y símbolos.

MEDIDAS

fl. Oz	onza fluida
gr	gramo
mcg	microgramo
mg	miligramo
oz	onza

cd	cucharada
ct	cucharadita/cucharada de té
t	traza
c	con
sin	sin
+	un poco de grasa trans
++	alto contenido de grasa trans

DESCRIPCIONES DE ALIMENTO Y NUTRIENTES

0	cero (sin valor nutritivo)
AC	alfa-caroteno
BC	beta-caroteno
BCR	beta-criptoxantina
Gras. Sat	grasa saturada
Gras/Poli.	grasa poliinsaturada
Gras/Mono	grasa monoinsaturada
LU+Z	luteína
LYC	licopeno
na o des	información no disponible o desconocida

(Nota: No considere que una designación "na" o "des" significa ausencia de un nutriente en particular, sino solo que falta un análisis de ese alimento para ese nutriente, por completo, o que existe en tan mínima cantidad que no es aplicable aquí.)

| *SOL | alto contenido de fibra |

Toda la información que aparece en la tabla Corazón-Saludable está basada en datos del gobierno de los Estados Unidos, de los productores de alimentos de marcas conocidas, y de restaurantes y cadenas de comidas rápidas. También fueron consultados la Base Nacional de Datos Nutricionales (National Nutrient Database) del Departamento de Agricultura de los Estados Unidos (U.S. Department of Agriculture, USDA), numerosos artículos de publicaciones que analizaban el contenido nutricional de varios alimentos, y varias fuentes computarizadas y en Internet, incluyendo DietExpert, FoodCount.com, y Nutribase.

Esta tabla le provee todo lo que necesita para adoptar y mantener una dieta saludable para su corazón—la cual, tal como ya sabe ahora, es también la dieta *sensata* que los nutricionistas han estado promoviendo con énfasis por décadas. Llévela adonde quiera que le parezca que pueda serle útil. Muy pronto va a estar planeando, preparando y *disfrutando* de la gran cantidad de alimentos que ciertamente maximizan la salud de su corazón.

Para toda la vida.

Alimento	Porción	Calorías	Grasa/Grasa saturada (gr)	Grasa Poli/ Mono (gr)	Fibra (gr)	Azúcares (gr)	Carotenoides (mcg o mg)	Potasio (mg)	*Grasa Omega-3	Ácidos grasos trans	Sodio
CARNE DE RES											
**Pecho, estofado	3 oz	185	8.6/3	.3/3.4	0	0	0	928	na	0	44
**Cuarto delantero, asado, al horno	3 oz	250	16/6	.6/7	0	0	0	207	na	0	58
Rodajas finas de carne ahumada, salada	1 tajada	15	.4/.1	na	0	0	0	na	na	0	na
Carne en conserva, en lata	1 tajada	52.5	3/1.3	.13/1.2	0	0	0	29	na	0	211
**Ojo del cuarto trasero	3 oz	165	7/2.6	.3/3.7	0	0	0	68	na	0	49
**Falda	3 oz	176	8.6/3.7	.3/3	0	0	0	na	na	0	54
Hamburguesa:											
De carne de res, cocida congelada	3 oz (1 hamb.)	240	17/6.5	2.5/2.7	0	0	0	248	na	0	55
Extra magra, asada a la parrilla, a punto	3 oz	218	14/5.5	na	0	0	0	390	na	0	61
Extra magra, asada a la parrilla, bien cocida	3 oz	225	13.4/5	na	0	0	0	305	na	0	64
Magra, asada a la parrilla, a punto	3 oz	231	16/6	na	0	0	0	289	na	0	69
Magra, asada a la parrilla, bien cocida	3 oz	238	15/6	.62/7.3	0	0	0	na	na	0	na
Normal, asada a la parrilla, a punto	3 oz	246	17.5/7	na	0	0	0	250	na	0	65
Normal, asada a la parrilla, bien cocida	3 oz	248	16.5/6.5	na	0	0	0	na	na	0	na

*Contabilizado como "alto" o "na"

**Reducido a 1/8" de grasa, en todas las escalas

Alimento	Porción	Calorías	Grasa/Grasa saturada (gr)	Grasa Poli/ Mono (gr)	Fibra (gr)	Azúcares (gr)	Carotenoides (mcg o mg)	Potasio (mg)	*Grasa Omega-3	Ácidos grasos trans	Sodio
**Bistec de costillar, asado a la parilla	3 oz	254	19/7	.7/8	0	0	0	320	na	0	54
Bistec de carne de costilla, asado a la parilla	3 oz	188	10/3.7	na	0	0	0	322	na	0	na
**Punta del cuarto trasero, asado	3 oz	186	9.6/3.6	.3/3	0	0	0	205	na	0	35
**Bistec de costilla (con hueso en forma de T), asado a la parilla	3 oz	238	16.5/6.4	.6/7	0	0	0	320	na	0	56
**Bistec del cuarto trasero (Sirloin), asado a la parrilla	3 oz	211	12/5	.4/6	0	0	0	286	na	0	62
**Lomo, asado	3 oz	239	16/6	.8/8.7	0	0	0	331	na	0	48
Variedad de carnes:											
Sesos, fritos a la sartén	3 oz	167	13.5/3	2/3	0	0	0	304	na	0	134
Corazón, hervido a fuego lento	3 oz	149	5/1.4	.8/.8	0	0	0	186	na	0	50
Hígado, frito a la sartén	3 oz	185	7/2.3	.6/.6	0	0	0	284	na	0	77
Lengua, horneada	3 oz	237	17/7.5	.6/8.5	0	0	0	165	na	0	55

BEBIDAS / ALCOHÓLICAS / CERVEZA

Alimento	Porción	Calorías	Grasa/Grasa saturada (gr)	Grasa Poli/ Mono (gr)	Fibra (gr)	Azúcares (gr)	Carotenoides (mcg o mg)	Potasio (mg)	*Grasa Omega-3	Ácidos grasos trans	Sodio
Cerveza, Light	12 fl. oz	99	0/0	0/0	0	.32	0	74	na	0	14
Cerveza, sin alcohol	12 fl. oz	216	.4/.1	na	0	na	0	na	na	0	na

** Reducido a 1/8" de grasa, en todas las escalas

Alimento	Porción	Calorías	Grasa/Grasa saturada (gr)	Grasa Poli/ Mono (gr)	Fibra (gr)	Azúcares (gr)	Carotenoides (mcg o mg)	Potasio (mg)	*Grasa Omega-3	Ácidos grasos trans	Sodio
Cerveza, normal	12 fl. oz	146	0/0	0/0	.7	0	0	96	na	0	14
BEBIDAS / ALCOHÓLICAS / LICORES DESTILADOS											
80 de graduación alcohólica	1 fl. oz	64	0/0	0/0	0	0	0	2	na	0	0
90 de graduación alcohólica	1 fl. oz	70	0/0	0/0	0	0	0	1	na	0	0
100 de graduación alcohólica	1 fl. oz	82	0/0	0/0	0	0	0	1	na	0	0
BEBIDAS / ALCOHÓLICAS / VINO											
Champagne	1 copa de vino (3.5 fl. oz)	72	0/0	0/0	0	na	0	na	na	0	na
Vino de postre, seco	1 copa de vino (3.5 fl. oz)	130	0/0	0/0	0	1.12	0	95	na	0	9
Vino de postre, dulce	1 copa de vino (3.5 fl. oz)	158	0/0	0/0	0	8	0	95	na	0	9
Sin alcohol	1 copa de vino (3.5 fl. oz)	6	0/0	0/0	0	1.12	0	89	na	0	7
Tinto	1 copa de vino (3.5 fl. oz)	74	0/0	0/0	0	1.7	0	115	na	0	5
Rosado	1 copa de vino (3.5 fl. oz)	73	0/0	0/0	0	1.4	0	102	na	0	5
Jerez	1 copa de vino (3.5 fl. oz)	158	0/0	0/0	0	na	0	na	na	0	na

117

Alimento	Porción	Calorías	Grasa/Grasa saturada (gr)	Grasa Poli/ Mono (gr)	Fibra (gr)	Azúcares (gr)	Carotenoides (mcg o mg)	Potasio (mg)	*Grasa Omega-3	Ácidos grasos trans	Sodio
Blanco	1 copa de vino (3.5 fl. oz)	70	0/0	0/0	0	.82	0	82	na	0	5
Vino *cooler*	1 bebida (7 fl. oz)	105	0/0	0/0	.1	na	1.8 mcg (BC)	na	na	0	na
BEBIDAS / CAFÉ											
Infusión, descafeinado	1 taza	4.7	0/0	0	0	0	0	128	na	0	5
Infusión, normal	1 taza	4.7	0/0	0	0	0	0	116	na	0	5
Instantáneo descafeinado	1 taza	3.5	0/0	0	0	0	0	63	na	0	2
Instantáneo, normal	1 taza	3.6	0/0	0	0	0	0	53	na	0	1
BEBIDAS / JUGOS DE FRUTA											
Jugo de acerola	1 taza	56	.7/.16	.2/.2	.7	10.89	740 mcg (BC)	235	na	0	7
Jugo de manzana, en lata, sin azúcar, con agregado de vitamina C	1 taza	117	.27/.04	.08/.01	.25	na	0	119	na	0	7
Jugo de manzana, en lata, sin azúcar, sin agregado de vitamina C	1 taza	117	.27/.05	.08/.01	.25	10.9	0	119	na	0	7
Jugo de manzana, concentrado, sin azúcar, con agregado de vitamina C	1 taza	112	.24/.04	.07/t	.24	27.6	0	301	na	0	7
Jugo de manzana, concentrado, sin azúcar, sin agregado de vitamina C	1 taza	112	.24/.04	.07/t	.24	27.6	0	301	na	0	7

Alimento	Porción	Calorías	Grasa/Grasa saturada (gr)	Grasa Poli/Mono (gr)	Fibra (gr)	Azúcares (gr)	Carotenoides (mcg o mg)	Potasio (mg)	*Grasa Omega-3	Ácidos grasos trans	Sodio
Néctar de albaricoque con agregado de vitamina C	1 taza	140.5	.23/.01	na	1.5	36	2 mg (BC)	286	na	0	na
Néctar de albaricoque sin agregado de vitamina C	1 taza	140.5	.23/.01	na	1.5	34.6	2 mg (BC)	286	na	0	na
Jugo de uva, concentrado, con azúcar, con agregado de vitamina C	1 taza	127.5	.23/.07	.7/t	.25	26.12	15 mcg (BC)	53	na	0	17
Jugo de uva, no endulzado con agregado de vitamina C	1 taza	152	.2/.1	na	.25	na	15 mcg (BC)	na	na	0	na
Jugo de uva, no endulzado sin agregado de vitamina C	1 taza	154	.2/.06	.05/t	.25	37.6	15 mcg (BC)	334	na	0	8
Jugo de pomelo, rosado, exprimido	1 taza	93	.25/.03	.05/.03	na	22.7	15 mcg (BC)	400	na	0	2
Jugo de pomelo, blanco, exprimido	1 taza	96	.25/.03	.05/.03	.25	22.5	15 mcg (BC)	400	na	0	2
Jugo de pomelo, endulzado, en lata	1 taza	115	.22/.03	.05/.03	.25	27.57	0	405	na	0	5
Jugo de pomelo, no endulzado, en lata	1 taza	94	.25/.03	.05/.03	.25	21.88	15 mcg (BC)	378	na	0	2
Jugo de pomelo, concentrado, endulzado	1 taza	118	.25/t	na	.25	na	12 mcg (BC)	na	na	0	na

Alimento	Porción	Calorías	Grasa/Grasa saturada (gr)	Grasa Poli/ Mono (gr)	Fibra (gr)	Azúcares (gr)	Carotenoides (mcg o mg)	Potasio (mg)	*Grasa Omega-3	Ácidos grasos trans	Sodio
Jugo de pomelo, concentrado, no endulzado	1 taza	101	.32/.05	.07/.04	.25	23.79	13 mcg (BC)	336	na	0	2
Jugo de limón, en botella	1 cd	13	.04/t	.01/t	.06	.36	1.8 mcg (BC)	15	na	0	3
Jugo de limón, de 1 limón	1 fruta	12	0/0	0/0	.19	1.13	7 mcg (BC)	58	na	0	0
Jugo de lima, en botella	1 cd	3.2	.04/t	.01/t	.06	.21	1.8 mcg (BC)	12	na	0	0
Jugo de lima, de 1 lima	1 fruta					.64	2 mcg (BC)	44	na	0	1
Néctar de mango, en lata	1 taza	146	.3/.1	t/t	1.8	31	1.7 mg (BC)	na	na	0	0
Jugo de naranja exprimido	1 taza	112	.5/.06	.09/.09	.5	20.8	298 mcg (BC)	496	na	0	2
Jugo de naranja en lata, no endulzado	1 taza	105	.35/.04	.08/.06	.5	20.9	269 mcg (BC)	436	na	0	5
Jugo de naranja de caja, no endulzado	1 taza	109.5	0/0	0/0	.5	169	269 mcg (BC)	320	na	0	0
Jugo de naranja de concentrado, diluido	1 taza	112	.15/.01	.03/.02	.5	20.9	119 mcg (BC)	473	na	0	2
Naranja/ Pomelo, en lata no endulzado	1 taza	106	.25/.03	.03/.02	2.5	20.9	178 mcg (BC)	390	na	0	2
Jugo de maracuyá, de caja	1 taza	152	0/0	0/0	na	36	165 mcg (BC)	60	na	0	62
Néctar de durazno, en lata, con agregado de vitamina C	1 taza	134	.05/t	t/t	1.5	34.7	388 mcg (BC)	100	na	0	na
Néctar de durazno, en lata sin agregado de vitamina C	1 taza	134	.05/t	t/t	1.5	34.7	388 mcg (BC)	100	na	0	na

Alimento	Porción	Calorías	Grasa/Grasa saturada (gr)	Grasa Poli/Mono (gr)	Fibra (gr)	Azúcares (gr)	Carotenoides (mcg o mg)	Potasio (mg)	*Grasa Omega-3	Ácidos grasos trans	Sodio
Piña, sin endulzar con agregado de vitamina C	1 taza	140	.2/.01	.07/.02	.5	33.95	0	335	na	0	3
Piña no endulzado	1 taza	140	.2/.01	.07/.02	.5	33.95	0	335	na	0	3
Piña de concentrado	1 taza	130	.07/t	.02/t	.5	31.4	0	340	na	0	3
Jugo de naranja-pomelo	1 taza	80	0/0	0/0	.4	19	8 mcg (BC)	30	na	0	0
Jugo de piña-naranja, en lata	1 taza	125	0/0	0/0	.25	29	135 mcg (BC)	115	na	0	8
Mezcla tropical en caja	1 taza	120	0/0	0/0	0	22	68 mcg (BC)	na	na	0	15
Jugo de ciruela en botella o en lata	1 taza	182	.07/t	.08/.05	2.6	42.1	0	707	na	0	10
Jugo de fresa-banana -naranja, en caja	1 taza	126	0/0	0/0	2.6	27	28 mcg (BC)	286	na	0	14

BEBIDAS / JUGOS Y REFRESCOS DE FRUTA

Alimento	Porción	Calorías	Grasa/Grasa saturada (gr)	Grasa Poli/Mono (gr)	Fibra (gr)	Azúcares (gr)	Carotenoides (mcg o mg)	Potasio (mg)	*Grasa Omega-3	Ácidos grasos trans	Sodio
Bebida de arándano manzana, en botella	1 taza	165	0/0	0/0	.24	44.1	0	69	na	0	17
Bebida de arándano uva, en botella	1 taza	137	.25/.08	.05/.01	.24	34.3	28 mcg (BC)	59	na	0	7
Cóctel jugo de arándano, en botella	1 taza	144	.25/.02	.11/.03	.25	34.2	0	46	na	0	5
Cóctel jugo de arándano, bajo en calorías, en botella	1 taza	45	0/0	0/0	0	10.9	0	59	na	0	7
Refresco de fruta, congelado o en lata (Hi-C)	1 taza	116	0/0	0/0	.2	28.8	15 mcg (BC)	32	na	0	10

Alimento	Porción	Calorías	Grasa/Grasa saturada (gr)	Grasa Poli/Mono (gr)	Fibra (gr)	Azúcares (gr)	Carotenoides (mcg o mg)	Potasio (mg)	*Grasa Omega-3	Ácidos grasos trans	Sodio
Bebida de jugo de uva, en lata	1 taza	125	0/0	0/0	.25	31.9	0	na	na	0	3
Kool-Aid, con azúcar, preparado, con agregado de vitamina C	1 taza	88	0/0	0/0	0	22	1.2 mcg (BC)	0	na	0	20
Cristal Light, bajo en calorías, preparado	1 taza	43	0/0	0/0	0	.21	14 mcg (BC)	0	na	0	127
Limonada, de concentrado, diluida	1 taza	99	0/0	0/0	0	25.9	33 mcg (BC)	37	na	0	7
Limanada, de concentrado, diluida	1 taza	101	0/0	0/0	.25	22.1	0	22	na	0	5
Bebida de jugo Tang instantáneo, preparado con agua, con agregado de vitamina C	1 taza	119	0/0	0/0	0	13	0	na	na	0	na
Splash, todos los sabores (Campbell's)	1 taza	267	.1/0	0/0	.7	na	3 mg (BC)	na	na	0	na
Splash, dietético, todos los sabores (Campbell's)	1 taza	19	0/0	0/0	0	na	na	na	na	0	na
Bebidas deportivas: Gatorade (Quaker Oast)	1 taza	60	0/0	0/0	0	14.3	0	32	na	0	96
Gatorade Light (Quaker Oats)	1 taza	26	0/0	0/0	0	na	0	na	na	0	na

BEBIDAS JUGOS DE VEGETALES

Alimento	Porción	Calorías	Grasa/Grasa saturada (gr)	Grasa Poli/Mono (gr)	Fibra (gr)	Azúcares (gr)	Carotenoides (mcg o mg)	Potasio (mg)	*Grasa Omega-3	Ácidos grasos trans	Sodio
Jugo de zanahoria, en lata	1 taza	94	.35/.06	.16/.01	1.8	9.23	3.6 mg (BC)	689	na	0	68

Alimento	Porción	Calorías	Grasa/Grasa saturada (gr)	Grasa Poli/ Mono (gr)	Fibra (gr)	Azúcares (gr)	Carotenoides (mcg o mg)	Potasio (mg)	*Grasa Omega-3	Ácidos grasos trans	Sodio
Jugo de tomate	1 taza	41	.15/.02	.05/.02	1	8.65	816 mcg-1 mg (BC) 149 mcg (LU+Z)	654	na	0	654
Jugo de tomate bajo en sodio	1 taza	41	.15/.02	.1/.03	2	9.2	23 mg (LYC)	169	na	0	169
Jugo de tomate, con jugo de almeja	1 taza	35	.2/.1	0/0	.7	2.5	816 mcg-1 mg (BC) 23 mg (LYC)	273	na	0	273
Jugo de vegetales con tomate, bajo en sodio	1 taza	46	.2/.03	.1/.03	2	9.2	520 mcg (AC) 1.7 mg–2mg (BC) 198 mcg (LU+Z) 24 mg (LYC)	169	na	0	169

BEBIDAS / NO LÁCTEAS, BASADAS EN GRANOS

Alimento	Porción	Calorías	Grasa/Grasa saturada (gr)	Grasa Poli/ Mono (gr)	Fibra (gr)	Azúcares (gr)	Carotenoides (mcg o mg)	Potasio (mg)	*Grasa Omega-3	Ácidos grasos trans	Sodio
Bebida de granos de cereal (Kaffree Roma)	1 taza	6	0/0	0/0	0	.14	na	74	na	0	7
Bebida de arroz, en lata (Rice Dream)	1 taza	120	2/.2	.3/1.3	0	72	na	16	na	0	86
Bebida de arroz original (So Nice)	1 taza	120	3/.8	1.6/6	0	5	na	250	na	0	130

Alimento	Porción	Calorías	Grasa/Grasa saturada (gr)	Grasa Poli/ Mono (gr)	Fibra (gr)	Azúcares (gr)	Carotenoides (mcg o mg)	Potasio (mg)	*Grasa Omega-3	Ácidos grasos trans	Sodio
Bebida de arroz c/soja (Silk)	1 taza	90	4/.6	.6/.24	0	6	na	300	na	0	120
BEBIDAS/TÉ											
Té verde, infusión	1 taza	2.4	0/0	0/0	0	na	0	na	na	0	na
Té de hierbas, infusión	1 taza	2.3	0/0	t/t	0	.47	0	21	na	0	2
Té helado, con limón (Nestlé)	1 taza	88	.7/.05	0/0	0	18	na	na	na	0	0
Té (negro), infusión	1 taza	2.4	0/0	0/0	0	0	0	88	na	0	7
Té, instantáneo, endulzado, con agregado de vitamina C	1 taza	88	t/t	.02/t	0	177.6	0	395	na	0	8
PANES, MUFFINS & PANECILLOS											
Bagels											
Arándano, refrigerada (Lender's)	1 bagel	209	1.3/.3	.4/.3	2	7.99	t	158	na	0	409
Canela con pasas de uva	1 bagel 3" diámetro	156	1/15	.38/.1	1.3	3.4	0	84	na	0	183
Huevo	1 bagel 3" diá.	192	1.2/.2	.4/.29	1.3	36.6	na	66	na	0	348
Multigrano	1 bagel 3" diá.	148	3.5/.5	2/.8	4	8	t	160	alto	0	430

Alimento	Porción	Calorías	Grasa/Grasa saturada (gr)	Grasa Poli/Mono (gr)	Fibra (gr)	Azúcares (gr)	Carotenoides (mcg o mg)	Potasio (mg)	*Grasa Omega-3	Ácidos grasos trans	Sodio
Salvado de avena	1 bagel 3" diá.	145	.7/.1	.27/.1	2*SOL	.93	0	66	alto	0	289
Común, enriquecida	1 bagel 3" diá.	157	1/.12	.39	1.3	.55	0	58	na	0	304
Integral	1 bagel 3" diá.	151	2.5/.5	1/.9	5.3	7	0	150	alto	0	630
Biscuits:											
De receta casera	1 biscuit 2¼" diá.	212	16/4	4/7	.9	45	0	122	na	++	586
De mezcla	1 biscuit 3" diá.	191	7/1.6	2.4/2.4	1	27.4	0	107	na	+	554
De masa refrigerada	1 biscuit 2¼" diá.	95	4/1	.5/2	.5	105	0	42	na	+	332
De masa refrigerada, baja en grasa	1 biscuit 2" diá.	59	1/.25	.16/.57	.37	.04	0	39	na	0	300
Pan rallado	½ taza	395	5.7/1.2	2.2/1	2.4	6.7	0	212	na	des	791
Grisín	1 grisín 75/8" x 5/8"	41	1/.14	.36/.36	.3	.13	0	12	na	0	66
Relleno de pan	½ taza	178	8.6/1.7	2.6	3	2.1	0	74	na	++	543
Relleno de pan de maíz	½ taza	179	9/1.8	3.8	3	21.9	52 mcg (BC)	62	na	++	455
Panes:											
Boston, negro, en lata	1 rebanada	88	.7/.13	.25/.09	2	5.36	na	140	na	0	284

Alimento	Porción	Calorías	Grasa/Grasa saturada (gr)	Grasa Poli/Mono (gr)	Fibra (gr)	Azúcares (gr)	Carotenoides (mcg o mg)	Potasio (mg)	*Grasa Omega-3	Ácidos grasos trans	Sodio
Branola	1 rebanada	89	1.2/.3	na	1.4	na	0	na	na	0	na
Canela	1 rebanada	69	.9/.1	na	.6	na	0	na	na	0	na
Trigo partido	1 rebanada	65	1/.23	.2/.57	1.4	14.8	0	53	na	0	161
Huevo	1 rebanada	115	2.4/.3	.4/.4	1	.71	0	46	na	+	197
Francés o de Viena	1 rebanada mediana	68.5	.75/.16	.4/.77	.75	.15	0	72	na	0	390
Fruta y nuez	1 rebanada mediana	217	10/2	na	1	na	8.4 mcg (BC)	na	alto	0	na
Ajo	1 rebanada mediana	96	3.8/.7	na	.8	na	31 mcg (BC)	na	na	0	na
Granola	1 rebanada	89	1.2/.3	na	1.4	na	0	na	na	0	na
Alto contenido en fibra, reducido en calorías	1 rebanada	60	.7/.2	na	3	na	0	na	na	0	na
Alto contenido en proteína	1 rebanada	64	.6/.1	na	.8	.27	0	61	na	0	104
Italiano	1 rebanada mediana	54	.7/.17	.27/.16	.5	.17	0	22	na	0	117
Bajo en gluten	1 rebanada	73	1.4/.2	na	1.5	na	0	44	na	0	na
Granos mezclados (7 granos, integral)	1 rebanada	65	1/.2	.25/1	1.7	na	0	na	alto	0	na
Grano mezclado, reducido en calorías	1 rebanada	52.5	.6/.1	na	3	na	0	na	alto	0	122
Salvado de avena	1 rebanada	71	1.3/.2	.5/.47	1.3*SOL	2.31	0	44	na	0	na
Salvado de avena, reducido en calorías	1 rebanada	46	.7/.1	.38/.15	2.7*SOL	.81	0	23	na	0	81

Alimento	Porción	Calorías	Grasa/Grasa saturada (gr)	Grasa Poli/Mono (gr)	Fibra (gr)	Azúcares (gr)	Carotenoides (mcg o mg)	Potasio (mg)	*Grasa Omega-3	Ácidos grasos trans	Sodio
Harina de avena	1 rebanada	72	1.2/.4	.46/.42	1	2.2	0	38	na	0	162
Harina de avena, reducida en calorías	1 rebanada	48	.8/.14	.3/.18	na	43.3	0	124	na	0	89
Salvado	2 rebanadas	220	3/.5	1/.5	2* SOL	4	0	na	na	0	470
Pita, blanca, enriquecida	1 grande 6.5" diá.	165	.72/.1	.3/.06	1.3	.78	0	na	na	0	322
Pita, integral	1 grande 6.5" diá.	170	1.7/.3	.67/.2	5	.5	0	72	na	0	340
Papa	1 rebanada	69	.9/.1	na	.6	na	0	na	na	0	na
Pan integral de centeno	1 rebanada	50	.6/.08	.3/.2	1.3	.14	0	54	na	0	174
Pan integral de centeno, revestido con centeno	1 rebanada	66	.8/.1	na	1.6	na	0	na	na	0	na
Pasas de uva	1 rebanada	71	1.1/.3	.17/.59	1	5.7	0	59	na	0	101
Salvado de arroz	1 rebanada	66	1.2/.5	.47/.44	1.3	1.26	0	58	na	0	119
Centeno, claro o con cáscara	1 rebanada	52	1.6/.2	.2/4	1.2	.08	0	53	na	0	211
Centeno, reducido en calorías	1 rebanada	46	.6/.08	.17/.15	3	.53	0	23	na	0	93
Centeno, del tamaño para un refrigerio	1 rebanada	18	.23/.04	.05/.09	.4	.02	0	46	na	0	46
Grano germinado, inc. pan Ezequiel	1 rebanada	65	1/.2	na	1	na	0	na	na	0	na
Girasol Lino	2 rebanadas	250	5/1	3/1	4*SOL	6	na	na	alto	0	na
Batata	1 rebanada	74	1.6/.3	na	.5	na	190 mcg (BC)	na	na	0	na

Alimento	Porción	Calorías	Grasa/Grasa saturada (gr)	Grasa Poli/ Mono (gr)	Fibra (gr)	Azúcares (gr)	Carotenoides (mcg o mg)	Potasio (mg)	*Grasa Omega-3	Ácidos grasos trans	Sodio
Semilla de girasol	1 rebanada	75	1.4/.4	na	1.6	na	2 mcg (BC)	na	alto	0	na
Triticale (mezcla de trigo y centeno)	1 rebanada	63	1/.2	na	1	na	0	na	na	0	na
Trigo, inclusive baya de trigo	1 rebanada	65	1/.2	.22/.43	2.8	1.37	0	50	na	0	133
Trigo, reducido en calorías	1 rebanada	45	.5/.07	.22/.05	.6	.71	0	28	na	0	118
Germen de trigo	1 rebanada	73	.8/.2	.18/.35	.6	1.04	0	71	alto	0	155
Blanco, enriquecido	2 rebanadas	151	1.8/.3	.8/.4	.8	28	0	na	na	0	na
Blanco, de receta con leche 2%	1 rebanada	120	2.4/.5	1/.5	na	20.8	0	61	na	0	151
Blanco, reducido en calorías	1 rebanada	48	.6/.12	.12/.24	2.2	1.09	0	17	na	0	104
Trigo integral	1 rebanada	69	1.2/.25	.28/.47	2	5.56	0	71	na	0	148
Trigo integral, preparado de receta	1 rebanada	128	2.5/.36	1.3/.5	2.8	1.77	0	144	na	0	159
Trigo, soja integrales	2 rebanadas	240	3.5/1	na	4	na	na	300	alto	0	450
Pan de maíz: Preparado de receta, con leche 2%	1 unidad	188	6/1.6	2/1	1.4	28	38 mcg (BC)	96	na	0	428
Preparado de mezcla	1 unidad	140	4.5/1.5	.7/3	2	28.8	20 mcg (BC)	77	na	0	467
Croissant	1 mediano	231	12/6.6	6/3	1.5	6.42	46 mcg (BC)	67	na	++	424
Crutones, comunes	½ taza	61	1/.23	.19/.45	.75	11	0	67	na	0	105
Muffins ingleses: Grano mezclado	1 muffin	155	1/1.5	.36/.54	2	na	0	103	alto	0	275

Alimento	Porción	Calorías	Grasa/Grasa saturada (gr)	Grasa Poli/Mono (gr)	Fibra (gr)	Azúcares (gr)	Carotenoides (mcg o mg)	Potasio (mg)	*Grasa Omega-3	Ácidos grasos trans	Sodio
Común, enriquecido	1 muffin	134	1/1.5	.46/.17	1.5	1.68	0	131	na	0	265
Pasas de uva	1 muffin	138.5	1.5/.23	.78/.29	1.7	11.3	0	119	na	0	255
Trigo	1 muffin	127	1/.16	.47/.16	2.6	.89	0	106	na	0	218
Trigo integral	1 muffin	134	1.4/.2	.55/.33	4.4	5.34	0	139	na	0	420
Muffins preparados comercialmente:											
Arándano	1 muffin	183	4.2/.9	1.6/1.3	1.5	13	10 mcg (BC)	81	na	des	259
Salvado	1 muffin	168	5/.8	2.7/1.1	4.4*SOL	5.44	0	na	na	des	na
Zanahoria	1 muffin	174	6.6/.9	na	1	na	1.4 mg (BC)	na	na	des	na
Queso	1 muffin	177	7/2	na	.7	na	13 mcg (BC)	na	na	des	344
Maíz	1 muffiin	160.5	5/1.4	2.1/1.3	1.2	11.73	0	78	na	des	259
Salvado de avena	1 muffin	154	4/.6	2.7/1.1	2.6*SOL	5.4	0	na	573	des	na
Harina de avena	1 muffin	136	3.5/.9	na	.8*SOL	na	2.4 mcg (BC)	na	na	des	na
Común	1 muffin	175	6/1.5	na	.7	na	3 mcg (BC)	na	na	des	na
Calabaza	1 muffin	178	4/.7	na	1	na	1.9 mg (BC)	na	na	des	na
Muffin tostado	1 muffin	110	3.3/.5	1.7/.73	.6	7.8	1.8 mcg (BC)	30	na	des	78
Zucchini	1 muffin	215	11/1.5	na	.8	na	26 mcg (BC)	na	na	des	na
Muffins, de recetas caseras:											
Arándano (con leche 2%)	1 muffin	162	6/1	3.1/.4	na	23	10 mcg (BC)	70	na	des	251
Salvado	1 muffin	168	5/.8	na	4.4*SOL	na	0	na	na	des	na
Maíz	1 muffin	180	7/1.3	3.5/1.7	na	25.2	na	145	na	des	333
Común	1 muffin	169	6.5/1.3	3.2/1.5	1.5	23.6	0	69	na	des	26
Muffins, tostados											
Arándano	1 muffin	103	3/.5	1.7/.7	.6	3.97	na	27	na	0	158

Alimento	Porción	Calorías	Grasa/Grasa saturada (gr)	Grasa Poli/ Mono (gr)	Fibra (gr)	Azúcares (gr)	Carotenoides (mcg o mg)	Potasio (mg)	*Grasa Omega-3	Ácidos grasos trans	Sodio
Maíz	1 muffin	114	4/.5	2/.86	.5	19.1	na	31	na	0	142
Salvado de trigo	1 muffin	106	3/.5	1.7/.73	3*SOL	18.8	na	60	na	0	178
Panecillos y panes:											
Hojas de trébol	1 pancecillo	103	1.8/.4	na	1	na	0	na	na	0	na
Panecillo para la cena, huevo	1 panecillo, 2½" diá.	107.5	2/.5	.39/1	1.3	1.6	0	36	na	0	191
Panecillo para la cena, común	1 panecillo	85	2/.5	.33/1	.9	1.6	0	37	na	0	146
Panecillo para la cena, centeno	1 pequeño, 2⅜" diá.	81	1/.17	.19/.34	1.4	.33	0	50	na	0	250
Panecillo para la cena, trigo	1 panecillo	77	1.8/.4	.31/.87	1	.46	0	32	na	0	95
Panecillo para la cena, trigo integral	1 panecillo, 2½" diá.	96	1.7/.3	.77/.43	2.7	3.05	0	98	na	0	172
Panecillo para la cena, Francés	1 panecillo	105	1.6/.36	.31/.74	1	.12	0	43	na	0	231
Pan para hamburguesas, trigo integral, grande	1 pan	206	2.6/.8	.7/.7	1.6	3.6	0	212	na	0	442
Pan para hamburguesa, común	1 pan	123	2/.5	.8/.4	1	2	0	60	na	0	300

Alimento	Porción	Calorías	Grasa/Grasa saturada (gr)	Grasa Poli/Mono (gr)	Fibra (gr)	Azúcares (gr)	Carotenoides (mcg o mg)	Potasio (mg)	*Grasa Omega-3	Ácidos grasos trans	Sodio
Pan para hamburguesa, trigo lino integral, grande	1 pan 8" diá.	202	7.3/1.2	1.1/3.5	3.3	29	0	na	alto	0	na
Pan para perro caliente, trigo integral, grande	1 pan	234	3/.8	.8/.9	1.6	4	0	na	na	0	504
Pan para perro caliente, común	1 pan	140	1.5/.4	.8/.3	1	2	0	65	na	0	290
Pan para sándwich submarino/ para sándwich hecho de un trozo alargado de pan blando, relleno de carne, queso y ensalada (hoagie)	1 pan 8" largo	269	5/1	na	2.5	na	0	na	na	0	na
Tacos:											
Maíz, grande	1 taco 6½ diá...	98	4.7/.7	na	1.6	na	0	na	na	+	na
Maíz, mediano	1 taco 5" diá.	62	3/.4	na	1	19	0	na	na	+	na
Harina, grande	1 taco 10" diá.	286	15/3.6	na	2	34	0	na	na	+	na
Harina, normal	1 taco 7" diá.	173.5	9/2.2	na	1	31	0	na	na	+	na
Tortillas:											
Maíz, grande	1 tortilla 8" diá.	73	.8/.1	na	1.7	na	0	na	na	0	na
Maíz, mediano	1 tortilla 6" diá.	42	.5/.1	na	1	na	0	na	na	0	na

Alimento	Porción	Calorías	Grasa/Grasa saturada (gr)	Grasa Poli/ Mono (gr)	Fibra (gr)	Azúcares (gr)	Carotenoides (mcg o mg)	Potasio (mg)	*Grasa Omega-3	Ácidos grasos trans	Sodio
Harina, grande	1 tortilla 10" diá.	218	5/1.2	na	2	na	0	na	na	+	na
Harina, mediano	1 tortilla 8" diá.	140	3/.8	na	1.4	na	0	na	na	+	na
Trigo integral, grande	1 tortilla 8" diá.	109	.7/.1	na	3	na	0	na	na	0	na
Trigo integral, mediano	1 tortilla 7" diá.	103	3.1/.65	1.2/.7	3.3	29	0	na	na	0	na
TORTAS/Pasteles BAJOS EN GRASA											
Torta Angel Food (Krogers)	1 rebanada	150	0/0	na	0	24	na	na	na	0	160
Apple Raisin Spice Cake (Torta sazonada pasas de uva, manzana) (Weight Watchers)	1 porción	173	4/.9	na	1.6	na	70 mcg (BC)	na	na	des	165
Brownie, *fudge*, Lite Bites (Entenmann's)	1 unidad	280	15/3.5	na	2	24	0	na	na	des	190
Brownie, con grasa reducida (Little Debbie)	1 porción	190	3/1	na	1	27	0	na	na	des	200
Brownie, *fudge*, libre de grasa (No Pudge)	1 porción	110	0/0	na	1	22	na	na	na	0	100
Brownie, Capuchino, libre de grasa (No Pudge)	1 porción	110	0/0	na	1	22	na	na	na	0	100

Alimento	Porción	Calorías	Grasa/Grasa saturada (gr)	Grasa Poli/ Mono (gr)	Fibra (gr)	Azúcares (gr)	Carotenoides (mcg o mg)	Potasio (mg)	*Grasa Omega-3	Ácidos grasos trans	Sodio
Brownie, Frambuesa, libre de grasa (No Pudge)	1 porción	110	0/0	na	0	17	na	na	na	0	120
Torta de zanahoria, libre de grasa (Entenmann's)	1 rebanada	170	0/0	na	1	na	na	na	na	0	na
Torta de chocolate, libre de azúcar (Sweet'n'Low)	½ de la torta	150	3/1	na	1	na	0	na	na	0	na
Torta de café / Danesa, frambuesa, Light (Entenmann's)	1 unidad	140	0/0	na	1	199	1.2 mcg (BC)	na	na	0	160
Torta de miga, baja en grasa (Hostess)	1 porción	90	.5/0	na	0	16	0	na	na	0	100
Cupcake, chocolate, c/glaseado, bajo en grasa	1 cupcake	131	1.6/.5	na	2	na	0	na	na	0	na
Éclair de chocolate, bajo en grasa (Weight Watchers)	1 éclair	150	4/1	na	1	13	na	na	na	0	170
Torta Devil's Food, con grasa reducida (Sweet Rewards)	1 porción	160	1.5/.5	na	1	na	0	na	na	0	na
Double Fudge Cake (Weight Watchers)	1 porción	190	4.5/1	na	2	na	0	na	na	++	na

133

Alimento	Porción	Calorías	Grasa/Grasa saturada (gr)	Grasa Poli/Mono (gr)	Fibra (gr)	Azúcares (gr)	Carotenoides (mcg o mg)	Potasio (mg)	*Grasa Omega-3	Ácidos grasos trans	Sodio
Torta Fudge Iced Chocolate, sin grasa (Entenmann's)	1 rebanada	210	0/0	na	2	na	0	na	na	0	na
German Chocolate Cake (Weight Watchers)	1 porción de 2.5 oz	200	7/1	na	0	na	0	na	na	++	na
Key Lime Pie (Weight Watchers)	1 rebanada	200	6/2.5	na	0	24	na	na	na	++	80
Torta de limón, c/glaseado, baja en grasa (DuncanHines Delights)	1 unidad	382	10/2	na	.3	na	44 mcg (BC)	na	na	des	na
Mississippi Mud Pie (Weight Watchers)	1 rebanada	190	4.5/2	na	1	15	na	na	na	++	120
Peanut Butter Pie (Weight Watchers)	1 rebanada	210	6/1.5	na	1	14	0	na	na	++	240
Torta Pound, libre de grasa (Entenmann's)	1 rebanada	150	4/1	na	0	13	0	na	na	0	170
Torta Pound, chocolate, libre de grasa (Entenmann's)	1 rebanada	79	.3/.1	na	1	na	0	na	na	0	na
Torta Pound, reducida en grasa (Sara Lee Free & Light)	1 rebanada	77	.3/.1	na	.3	na	na	na	na	0	na
Shortcake Snack (Weight Watchers)	1 porción	170	2/1	na	0	na	0	na	na	0	na

Alimento	Porción	Calorías	Grasa/Grasa saturada (gr)	Grasa Poli/ Mono (gr)	Fibra (gr)	Azúcares (gr)	Carotenoides (mcg o mg)	Potasio (mg)	*Grasa Omega-3	Ácidos grasos trans	Sodio
Torta blanca, sin huevo, baja en grasa	1 unidad	165	3.6/.6	na	.4	na	1.2 mcg (BC)	na	na	des	na
CEREALES											
Cereales Fríos											
100% Bran (Post)	1/3 taza	83	.6/.08	0/0	8.3*SOL	7	0	na	na	0	120
100% Natural Oats & Honey (Kellogg's)	1/2 taza	213	8/3.5	.96/2.3	3.6*SOL	13.3	0	252	na	0	24
All Bran Flakes (Ralston)	1 taza	110	.5/0	na	7*SOL	4	0	180	na	0	290
All Bran Bran Buds (Kellogg's)	1/3 taza	83	.7/.12	.37/.14	12*SOL	8	0	180	na	0	201
All Bran (Kellogg's)	1/2 taza	79	.9/.2	.03/.2	9.7*SOL	4.7	0	420	na	0	73
All Bran c/fibra extra (Kellogg's)	1/2 taza	53	1/.17	.66/.21	15*SOL	.11	0	na	na	0	143
Almond Delight	1/2 taza	100	1.5/.4	na	1.5	na	56 mcg (BC)	na	alto	0	na
Alpen	1/2 taza	199	1.8/.3	.52/.75	5*SOL	11.3	0	na	alto	0	120
Amaranth Flakes	1 taza	134	4/.8	na	3.6	na	20 mcg (BC)	na	na	0	na
Apple Raisin Crisps (Kellogg's)	1 taza	185	.5/.1	na	4	na	0	na	na	0	na
Banana Nut Crunch (Post)	1 taza	249	6/.8	0/0	4	12	0	171	na	des	253
Basic 4 (General Mills)	1 taza	200	3/.4	na	3.4	na	0	na	na	+	na

Alimento	Porción	Calorías	Grasa/Grasa saturada (gr)	Grasa Poli/ Mono (gr)	Fibra (gr)	Azúcares (gr)	Carotenoides (mcg o mg)	Potasio (mg)	*Grasa Omega-3	Ácidos grasos trans	Sodio
Bran Chex (Kellogg's)	1 taza	156	1.4/.2	na	8	na	0	na	na	0	na
Bran Flakes (Kellogg's)	¾ taza	95	.6/.12	.32/.14	4.6*SOL	4.9	0	120	na	0	207
Bran Flakes (Post)	¾ taza	233	1/0	na	4.7*SOL	5	6.6 mcg (BC)	na	na	0	170
Multigrano Cheerios (General Mills)	1 taza	112	1/.25	.15/.29	2*SOL	6	0	88	alto	0	201
Common Sense Oat Bran Flakes (Kellogg's)	¾ taza	109	1/.36	.3/.51	4*SOL	6	0	120	na	0	210
Corn Bran (Quaker)	1 taza	120	1/.3	na	6.4*SOL	10	30 mcg (BC)	na	na	0	250
Corn Chex (Ralston)	1 taza	113	.36/.07	na	.5	3.2	0	25	na	0	288
Hojuelas de maíz	1 taza	102	.2/.05	.09/.03	.8	2.94	0	33	na	0	202
Crackin Oat Bran (Kellogg's)	¾ taza	225	7/3	1.1/4.5	6.5*SOL	17	0	248	na	0	157
Crispix (Kellogg's)	1 taza	108	.3/.09	.09/.03	.6	2.9	0	na	na	0	202
Crunchy Bran (Ralston)	¾ taza	90	.9/.2	na	5	na	0	na	na	0	na
Fiber One (General Mills)	½ taza	61.5	.8/.13	.41/.13	14*SOL	10	0	232	na	0	129
Frosted Shredded Wheat (Post)	1 taza	190	1/0	.5/0	6*SOL	11	0	160	na	0	0
Fruit and Fiber (Post)	1 taza	212	3/.4	na	5	na	0	na	na	0	na
Fruit Granola, baja en grasa (Nature's Valley)	⅔ taza	212	3/.4	.63/1.6	3.4*SOL	18.5	0	154	alto	0	208

Alimento	Porción	Calorías	Grasa/Grasa saturada (gr)	Grasa Poli/ Mono (gr)	Fibra (gr)	Azúcares (gr)	Carotenoides (mcg o mg)	Potasio (mg)	*Grasa Omega-3	Ácidos grasos trans	Sodio
Fruit N' Nut Granola (Nature's Valley)	⅔ taza	253	11/2	na	3.4	na	0	na	na	0	na
Granola, casera	1 taza	570	30/6	.13/9.3	13*SOL	24.5	0	655	alto	des	27
Granola, baja en grasa (Kellogg's)	½ taza	213	3/.5	.77/1.4	3.2*SOL	15.7	0	166	alto	0	135
Grape Nuts (Post)	½ taza	208	.5/0	t/t	6*SOL	5	0	na	na	0	170
Grape Nuts Flakes (Post)	¾ taza	106	.8/.17	na	3*SOL	4	0	na	na	0	na
Great Grains Raisin, Date & Pecan (Post)	⅔ taza	203	4.5/.6	0/0	4*SOL	13.3	na	177	alto	+	156
Heartland Natural	1 taza	500	18/4.5	na	7	na	0	na	na	0	na
Honeybran	1 taza	119	.7/.25	na	4*SOL	na	0	na	na	0	na
Kashi	1 taza	120	.7/.1	.3/.3	4.5	na	0	80	alto	0	6
King Vitaman (Quaker)	1¼ taza	120	1/.25	na	1.2	na	0	na	na	0	na
Kix (General Mills)	1 1/3 taza	114	.6/.17	.2/.15	.8	3	0	35	na	0	267
Kretschmer Honey Crunch Wheat Germen	1⅔ taza	52	1/.15	na	1.5	3.3	0	na	na	0	na
Kroger Shredded Wheat	1¼ taza	170	1/0	.5/0	6	1	0	na	na	0	na
Life (Quaker)	1 taza	167	1.8/.3	na	3	6	1	na	na	0	na
Mueslix (Kellogg's)	⅔ taza	200	3.2/.4	.99/1.6	3.7	17.13	11 mcg (BC)	241	alto	0	171
Multi-Bran Chex	1 taza	165	1.2/.2	.53/.29	6.4*SOL	10.8	0	190	na	0	322
Multi-Grain Flakes (Kellogg's)	1 taza	104	.36/.03	na	3	na	0	na	na	0	na

Alimento	Porción	Calorías	Grasa/Grasa saturada (gr)	Grasa Poli/ Mono (gr)	Fibra (gr)	Azúcares (gr)	Carotenoides (mcg o mg)	Potasio (mg)	*Grasa Omega-3	Ácidos grasos trans	Sodio
Nutri-Grain (Kellogg's)	¾ taza	100	1/.06	na	4	na	0	na	na	0	na
Oat Bran Cereal (Quaker)	1¼ taza	213	3/.5	1.1/.89	6*SOL	9.3	0	250	na	0	207
Oat Life (Quaker)	¾ taza	121	1.3/.24	.45/.47	2*SOL	6.2	0	91	na	0	164
Oatmeal Crisp (Quaker)	½ taza	120	1.1/.2	.3/.4	.7*SOL	9	0	96	na	0	139
Product 19 (Kellogg's)	1 taza	110	.4/.03	.21/.12	1	3.9		50	na	0	207
Arroz inflado	1 taza	56	.07/.01	0/0	.24	12.6	0	16	na	0	0
Trigo inflado	1 taza	44	.14/.02	0/0	.5	9.55	0	42	na	0	0
Puffins (Barbara's)	¾ taza	100	1/0	na	6	6	na	45	na	0	150
Raisin Bran (Kellogg's)	1 taza	186	1.5/0	.88/.3	8*SOL	19.5	0	372	na	0	362
Raisin Bran (Post)	1 taza	187	1/.17	.59/.26	8*SOL	15.7	0	343	na	0	274
Raisin Nut Bran (General Mills)	1 taza	209	4.4/.7	1.6/.26	5	29	0	238	alto	0	455
Rice Chex (General Mills)	1¼ taza	117	.16/.04	.07/.07	.23	2.5	0	30	na	0	292
Rice Krispies (Kellogg's)	1¼ taza	124	.36/.13	.12/.09	.36	3.66	0	39	na	0	319
Shredded Wheat (Post)	2 bizcochos	156	.5/.09	na	5.3	na	0	na	na	0	na
Shredded Wheat, del tamaño de la cuchara (Post)	1 taza	167	.5/.1	0/0	5.6	.44	0	203	na	0	3

Alimento	Porción	Calorías	Grasa/Grasa saturada (gr)	Grasa Poli/ Mono (gr)	Fibra (gr)	Azúcares (gr)	Carotenoides (mcg o mg)	Potasio (mg)	*Grasa Omega-3	Ácidos grasos trans	Sodio
Shredded Wheat and Bran (Post)	1¼ taza	197	.8/.1	0/0	8*SOL	.59	0	248	na	0	3
Smart Start (Kellogg's)	¾ taza	103	.5/.3	.45/.1	1	14	0	90	na	0	275
Special K (Kellogg's)	1 taza	115	.3/0	.25/.12	1	4	0	61	na	0	224
Wheat Chex (Ralston)	1 taza	104	.7/.12	na	3.3	na	0	na	na	0	na
Wheaties (General Mills)	1 taza	110	1/.2	.35/.28	2	4.2	0	111	na	0	218
Cereales calientes											
Sémola de maíz, preparada:											
Instantánea (sabor a mantequilla)	1 paquete	102	1.5/.68	.14/.27	2.2	.24	0	41	na	0	367
Común, blanca	1 taza	145	.5/.07	.19/.12	.5	31.5	0	53	na	0	540
Común, amarilla	1 taza	145	.5/.07	.2/.1	.5	.24	0	51	na	0	540
Crema de arroz	1 taza	127	.24/.05	.06/.07	.25	.05	0	49	na	0	2
Crema de trigo:											
Instantánea	1 taza	149	.5/.09	.32/.08	1.4	.17	0	49	na	0	10
Común	1 taza	126	.5/.08	.26/.06	1	.15	0	45	na	0	146
Con fruta & arce	1 paquete	132	.5/.06	0/0	.5	28.9	0	56	na	0	242
Farina	1 taza	116.5	.23/.02	.03/.01	3.3	.09	0	na	na	0	5
Malt-O-Meal	1 taza	171	1/.2	na	2	na	0	30	na	0	na
Multi-Grain (Roman Meal)	1 taza	147	1/.13	na	8	na	0	na	na	0	na
Avena & Soja, Nutrition for Women (Quaker)	1 paquete	160	2/.5	na	3*SOL	15.9	0	na	alto	0	316
Salvado de avena	½ taza	146	3/.6	.2/.04	6*SOL	.57	0	210	na	0	2

Alimento	Porción	Calorías	Grasa/Grasa saturada (gr)	Grasa Poli/ Mono (gr)	Fibra (gr)	Azúcares (gr)	Carotenoides (mcg o mg)	Potasio (mg)	*Grasa Omega-3	Ácidos grasos trans	Sodio
Harina de avena:											
Saborizada	1 paquete	157	2/.36	.62/.75	2.8*SOL	13	0	228	na	0	261
Instantánea (fortificada)	½ taza	64	1/.17	.39/.17	4.5*SOL	na	0	124	na	0	53
Común (no fortificada)	½ taza	74	1.2/1.93	.44/.37	2*SOL	1.7	0	131	na	0	1
Wheatena	1 taza	136	1.2/.2	.61/.17	6.6	na	0	187	na	0	5
QUESO											
Azul o Roquefort	1 oz	99	8/5	.23/2.2	0	.14	13 mcg (BC)	73	na	0	395
En barra	1 oz	105	8.4/5.3	.22/2.4	0	.1	22 mcg (BC)	39	na	0	159
Brie	1 oz	93	7.8/5	.23/2.3	0	.13	15 mcg (BC)	39	na	0	178
Camembert	1 oz	84	7/4	.2/2	0	.13	20 mcg (BC)	53	na	0	239
Cheddar	1 oz	110	9/6	.27/2.7	0	.15	30 mcg (BC)	28	na	0	176
Cheddar, bajo en grasa	1 oz	48	2/1.2	.06/.59	0	.15	6.6 mcg (BC)	19	na	0	174
Colby	1 oz	110	9/6	.27/.26	0	.15	30 mcg (BC)	36	na	0	171
Cottage:											
1% grasa	½ taza	82	1/.7	.03/.33	0	3.07	na	97	na	0	459
2% grasa	½ taza	101	2/1.3	.07/.62	0	.37	na	108	na	0	459
Descremado, cuajada											
grande o pequeña	½ taza	117	5/3	.15/1.3	0	.3	na	88	na	0	425
Sin grasa	½ taza	62	.3/.2	t/t	0	1.3	na	23	na	0	9
Con fruta	½ taza	110	4.3/2.6	.14/1.2	0	2.7	6.6 mcg (BC)	102	na	0	389
Crema:											
Bajo en grasa	1 cd	35	2.6/1.7	.09/.07	2	.03	11 mcg (BC)	25	na	0	44
Sin grasa	1 cd	15	.2/.1	t/.05	0	.06	0	24	na	0	82
Común	1 cd	51	5/3	.2/.14	0	.03	na	17	na	0	43

Alimento	Porción	Calorías	Grasa/Grasa saturada (gr)	Grasa Poli/ Mono (gr)	Fibra (gr)	Azúcares (gr)	Carotenoides (mcg o mg)	Potasio (mg)	*Grasa Omega-3	Ácidos grasos trans	Sodio
Edam o Gouda	1 oz	100	8/5	.19/2.2	0	.63	18 mcg (BC)	34	na	0	232
Feta	1 oz	74	6/4	.17/1.3	0	1.16	5 mcg (BC)	18	na	0	316
Gruyer	1 oz	115	9/5	4.9/2.8	0	.1	55 mcg (BC)	23	na	0	95
Gorgonzola	1 oz	99	8/5	na	0	na	13 mcg (BC)	na	na	0	na
Limburger	1 oz	92	7.6/4.7	.14/2.4	0	.14	25 mcg (BC)	36	na	0	na
Monterrey Jack	1 oz	104.5	8.5/5.3	na	0	.6	52 mcg (BC)	na	na	0	227
Monterrey Jack, bajo en calorías	1 oz	88	6/4	na	0	.5	0	na	na	0	na
Mozzarella, leche entera	1 oz	79	6/3.7	.22	0	.29	21.6 mcg (BC)	22	na	0	178
Mozzarella, parcialmente descremada	1 oz	78	5/3	1.9	0	.32	17 mcg (BC)	24	na	0	175
Mozzarella, libre de grasa	1 oz	42	0/0	.13/.13	0	.44	5 mcg (BC)	32	na	0	223
Meunster	1 oz	103	8.4/5.4	0/0	0	na	22 mcg (BC)	na	na	0	na
Parmesano o Romano, seco rallado	1 cd	23	1.5/1	.06/.42	0	.04	9.6 mcg (BC)	6	na	0	769
Parmesano o Romano, duro	1 oz	111	1.5/1	.16/2.1	0	.04	44 mcg (BC)	26	na	0	454
Provolone	1 oz	98	7.5/5	.22/2	0	.16	8.4 mcg (BC)	39	na	0	248
Ricota:											
Light (Sargento)	¼ taza	60	2.5/1.5	na	0	na	na	na	na	0	na
Bajo en grasa (Frigo)	¼ taza	64	2/1	na	0	na	na	na	na	0	na
Sin grasa (Frigo)	¼ taza	47.5	.4/.2	na	0	na	na	na	na	0	na
Parcialmente descremada	¼ taza	80	5/3	.16/1.4	0	.19	na	77	na	0	77

Alimento	Porción	Calorías	Grasa/Grasa saturada (gr)	Grasa Poli/Mono (gr)	Fibra (gr)	Azúcares (gr)	Carotenoides (mcg o mg)	Potasio (mg)	*Grasa Omega-3	Ácidos grasos trans	Sodio
Leche entera	¼ taza	108	8/5	.24/.22	0	.17	na	65	na	0	52
Suizo	1 oz	105	7.7/5	.29/2.2	0	.4	13 mcg (BC)	22	na	0	58
Suizo, bajo en grasa	1 oz	50	1.4/.9	.05/.4	0	11	13 mcg (BC)	31	na	0	78

PRODUCTOS DE QUESO

Alimento	Porción	Calorías	Grasa/Grasa saturada (gr)	Grasa Poli/Mono (gr)	Fibra (gr)	Azúcares (gr)	Carotenoides (mcg o mg)	Potasio (mg)	*Grasa Omega-3	Ácidos grasos trans	Sodio
Queso americano, porciones individuales	1 oz	90	4.7/1.5	na	0	2.1	53 mcg (BC)	50	na	0	na
Alimento de queso americano, para untar, de frasco	1 oz	83	6/4	.18/1.8	0	2.5	39 mcg (BC)	69	na	0	461
Queso americano, sin grasa	1 rebanada	31	.2/.15	na	0	1.4	na	na	na	0	273
Alimento de queso (Velveeta)	1 oz	80	6/4	na	0	2.3	na	94	na	0	420
Alimento de queso, reducido en grasa (Velveeta)	1oz	62	3/2	na	0	2.4	na	na	na	0	444
Alimento de queso, Suizo (Velveeta)	1oz	100	7/4	na	0	1.8	na	81	na	0	na

POLLO

Alimento	Porción	Calorías	Grasa/Grasa saturada (gr)	Grasa Poli/Mono (gr)	Fibra (gr)	Azúcares (gr)	Carotenoides (mcg o mg)	Potasio (mg)	*Grasa Omega-3	Ácidos grasos trans	Sodio
Frito, rebozado:											
Pechuga	1 pechuga	218	11/3	2.6/4.6	.25	na	0	169	na	0	231
Pata	1 pata	115	6.7/1.8	1.6/2.8	.13	3.6	0	80	na	0	116

142

Alimento	Porción	Calorías	Grasa/Grasa saturada (gr)	Grasa Poli/Mono (gr)	Fibra (gr)	Azúcares (gr)	Carotenoides (mcg o mg)	Potasio (mg)	*Grasa Omega-3	Ácidos grasos trans	Sodio
Muslo	1 muslo	238	14/4	2.03/3.5	.26	4.7	0	100	na	0	150
Ala	1 ala	94	6/1.7	1.5/2.6	.09	3.2	0	40	na	0	93
Frito, rebozado enharina											
Pechuga	1 pechuga	131	5/1.5	1.2/2	.06	.97	0	153	na	0	45
Pata	1 pata	71	4/1	.94/1.6	.03	.47	0	66	na	0	26
Muslo	1 muslo	162	9/2.5	2.1/.6	.06	1.97	0	34	na	0	55
Ala	1 ala	61	4/1.15	.94/1.7	.02	.45	0	34	na	0	15
Molido:											
Hamburguesa, cocida	1 hamburguesa (4 oz)	143	8/2.3	na	0	na	0	na	na	0	na
Asado:											
Pechuga (sólo la carne)	1 pechuga	86	2/.5	.4/.64	0	0	0	133	na	0	38
Pechuga (carne & piel)	1 pechuga	114	4.5/1.2	.96/1.7	0	0	0	142	na	0	41
Carne oscura	1 taza	269	12.6/3.4	3.2/5	0	0	0	194	na	0	130
Pata	1 pata	109	5/1.3	1.1/1.7	0	0	0	138	na	0	52
Carne blanca	1 taza	242	6/1.7	1.4/2.1	0	0	0	330	na	0	108
Muslo	1 muslo	91	6/1.6	1.3/2.1	0	0	0	74	na	0	46
Ala	1 ala	61	4/1.14	.87/1.6	0	0	0	27	na	0	17
En lata, sin hueso	1 lata (5 oz)	230	10/2.8	2.5/4	0	0	0	191	na	0	169
Menudos:											
Fritos	1 taza	402	19.5/5.5	4.9/6.4	0	6.3	0	479	na	0	164
Hervidos a fuego lento	1 taza	228	7/2	1.2/1.4	0	0	0	325	na	0	97
Hígado:											
Hervido a fuego lento	1 taza	220	7.6/2.6	1.5/1.7	0	0	0	329	na	0	95

Alimento	Porción	Calorías	Grasa/Grasa saturada (gr)	Grasa Poli/Mono (gr)	Fibra (gr)	Azúcares (gr)	Carotenoides (mcg o mg)	Potasio (mg)	*Grasa Omega-3	Ácidos grasos trans	Sodio
CONDIMENTOS											
A-1 Steak sauce	1 cd	18	0/0	na	0	na	89 mcg (BC)	na	na	0	na
Au jus gravy, en lata	¼ taza	9.5	.12/.06	t/.05	0	1.4	0	48	na	0	30
Au jus gravy, como se indica	¼ taza	10	0/0	0/0	0	1.5	0	0	na	0	348
Salsa Barbecue	1 cd	15	.2/0	.1/.1	.1	1.25	83 mcg (BC)	16	na	0	122
Salsa bearnesa	1 paquete	91	2.2/3	.8/.3	0	14.9	na	73	na	0	848
Salsa hecha con el jugo de la carne de res asada (Beef gravy), en lata	¼ taza	31	1.4/.7	.05/.56	.23	.01	0	47	na	0	326
Salsa hecha con el jugo de la carne de res asada (Beef gravy), sin grasa	¼ taza	15	0/0	na	0	na	0	na	na	0	na
Salsa hecha con el jugo de la carne asada, morena (Brown gravy), en lata o frasco	¼ taza	25	1/0	.03/.25	0	na	0	na	na	0	335
Mezcla de salsa hecha con el jugo de la carne asada, morena (Brown gravy mix), preparada c/agua	¼ taza	16	0/0	na	0	na	0	na	na	0	na
Ketchup	1 cd	15	.07/.01	.03/.01	0	3.3	91 mcg (BC) 2.6 mg (LYC)	57	na	0	167
Ketchup, baja en sodio	1 cd	16	.05/2	.02/t	.2	3.4	na	72	na	0	3

Alimento	Porción	Calorías	Grasa/Grasa saturada (gr)	Grasa Poli/ Mono (gr)	Fibra (gr)	Azúcares (gr)	Carotenoides (mcg o mg)	Potasio (mg)	*Grasa Omega-3	Ácidos grasos trans	Sodio
Salsa de queso, lista para servir (Nestlé)	¼ taza	82	5/1.6	na	.6	.1	0	16	na	0	471
Salsa hecha con el jugo de la carne de pollo asada (Chicken gravy), en lata	¼ taza	47	3.4/.8	.9/1.5	.24	.05	0	65	na	0	343
Salsa hecha con el jugo de la carne de pollo asada (Chicken gravy), mezcla, preparada con agua	¼ taza	25	1/0	.29/.35	0	.82	0	na	na	0	260
Salsa Chili	1 cd	16	0/0	0/0	0	2	70 mcg (BC)	36	na	0	201
Cocktail Sauce de Goleen Dipt	1 cd	20	0/0	na	0	na	77 mcg (BC)	na	na	0	na
Salsa enchilada	¼ taza	20	1/0	na	.4	na	130 mcg (BC)	na	na	0	na
Salsa holandesa, deshidratada, preparada con crema de leche	1 paquete	188	15.5/9	.7/4.7	0	3	37 mcg (BC)	98	na	0	1232
Rábano picante (Horseradish)	1 cd	10	1/.01	.05/.01	0	1.2	0	37	na	0	47
Salsa de rábano picante (Horseradish sauce)	1 cd	74	7/0	na	0	na	17 mcg (BC)	na	na	0	na
Salsa de hongo (Mushroom gravy), en lata	¼ taza	25	.6/.2	.6/.7	0	3.25	0	63	na	0	339
Salsa de hongo (Mushroom gravy), cremosa	1 taza	69	2.1/.5	.03/.27	0	1.1	0	55	na	0	1382

Alimento	Porción	Calorías	Grasa/Grasa saturada (gr)	Grasa Poli/Mono (gr)	Fibra (gr)	Azúcares (gr)	Carotenoides (mcg o mg)	Potasio (mg)	*Grasa Omega-3	Ácidos grasos trans	Sodio
Salsa de hongo (Mushroom gravy), preparada sin agua	¼ taza	20	1/0	na	0	na	0	na	na	0	na
Mostaza, morena	1 cd	14	1/0	na	0	na	0	na	alto	0	na
Mostaza (Grey Poupon)	1 cd	19	1/.06	na	.3	na	0	na	alto	0	na
Mostaza amarilla	1 ct	3	.16/t	.03/.1	.5	.14	0	8	alto	0	56
Salsa de cebolla, mezcla seca (onion gravy)	¼ taza	77	1/.4	.03/.2	0	16.2	na	63	na	0	1005
Salsa pesto (Contadina)	¼ taza	310	30/5	na	0	na	288 mcg (BC)	na	na	0	na
Salsa pesto c/tomate seco al sol (Contadina)	¼ taza	250	24/4	na	3	na	na	na	na	0	na
Salsa picante, suave (Nestlé, Ortega)	2 cd	10	.07/t	.03/.01	0	.23	127 mcg (BC)	80	na	0	252
Mezcla de salsa de cerdo, preparada c/agua (pork gravy)	1 porción	20	.56/.2	.02/.2	0	.83	na	16	na	0	14
Salsa, suave	2 cd	7	.1/0	0/0	.5	.89	127 mcg (BC)	98	na	0	179
Salsa, frijoles negros	2 cd	10	0/0	na	1	na	na	na	na	0	na
Salsa, trozos grandes, suave o mediana (Old El Paso)	2 cd	15	0/0	na	1	na	127 mcg (BC)	na	na	0	na
Salsa, chili verde, suave	2 cd	8	.8/0	0/0	.12	.46	27 mcg (BC)	na	na	0	172
Salsa, jalapeño verde	2 cd	8	2/0	0/0	0	.6	na	na	na	0	180
Salsa Stroganoff	¼ taza	59	2.7/1.4	.15/.93	0	1.15	na	na	na	0	261
Salsa agridulce (Kikkoman)	1 cd	17.5	0/0	na	0	na	0	84	na	0	na

Alimento	Porción	Calorías	Grasa/Grasa saturada (gr)	Grasa Poli/ Mono (gr)	Fibra (gr)	Azúcares (gr)	Carotenoides (mcg o mg)	Potasio (mg)	*Grasa Omega-3	Ácidos grasos trans	Sodio
Salsa agridulce (La Choy)	1 cd	29	.1/0	na	0	na	0	na	na	0	na
Salsa Tabasco	¼ ct	.15	t/t	t/t	t	t	t	2	na	0	na
Salsa para taco, en lata (Old El Paso)	2 cd	15	0/0	na	1	na	127 mcg (BC)	na	na	0	na
Salsa Tártara (Hellman's)	1 cd	70	8/1	na	0	na	8 mcg (BC)	na	na	0	na
Salsa Tártara, sin huevo	1 cd	38	4/0	0/0	0	na	na	na	na	0	na
Salsa Tártara, sin grasa	1 cd	10	0/0	.3/.53	0	na	8 mcg (BC)	na	na	0	na
Salsa Teriyaki	1 cd	16.5	t/0	na	.5	na	0	41	na	0	na
Salsa de pavo (Turkey gravy), en lata	¼ taza	30	1.25/.37	na	.24	5	0	109	na	0	na
Salsa de pavo (Turkey gravy), sin grasa (Heinz)	¼ taza	15	0/0	na	0	na	0	na	na	0	na
Mezcla de salsa de pavo (Turkey gravy), preparada c/agua	¼ taza	22	1/0	na	0	na	0	na	na	0	na
Salsa blanca, casera	¼ taza	92	7/1.7	1.8/2.8	.1	2.73	62 mcg (BC)	93	na	0	221
Salsa Worcestershire	1 cd	6	0/0	na	0	1.7	11 mcg (BC)	136	na	0	167

GALLETAS

Alimento	Porción	Calorías	Grasa/Grasa saturada (gr)	Grasa Poli/ Mono (gr)	Fibra (gr)	Azúcares (gr)	Carotenoides (mcg o mg)	Potasio (mg)	*Grasa Omega-3	Ácidos grasos trans	Sodio
Galletas de amaranto, sin grasa	8 galletas	100	0/0	na	3	na	na	na	na	0	na
Galletas de salvado	7 galletas	60	3/1	na	na	na	na	na	na	0	na
Bran Thins (Nabisco)	5 galletas	120	2/0	na	2	na	0	na	na	0	na
Galletas de arroz integral (Eden)	4 galletas	70	4/1	na	0	na	na	na	na	0	na

Alimento	Porción	Calorías	Grasa/Grasa saturada (gr)	Grasa Poli/Mono (gr)	Fibra (gr)	Azúcares (gr)	Carotenoides (mcg o mg)	Potasio (mg)	*Grasa Omega-3	Ácidos grasos trans	Sodio
Galleta Graham (Graham Cracker)	4 galletas	118	3/.4	1/1.1	1	8.7	0	50	na	+	169
Galletitas Graham (Graham snacks)	7 galletas	53	.1/0	na	.6	na	0	na	na	0	na
Galleta de hierba, sin grasa (Health Valley)	1 porción	40	0/0	na	2	na	na	na	na	0	na
Matzoh	1 matzoh	115	2/.4	na	.3	na	0	na	na	0	na
Matzoh, dietético	1 matzoh	91	.4/0	na	.1	na	0	na	na	0	na
Matzoh, trigo integral	1 matzoh	100	.4/.07	na	3.4	na	0	na	na	0	na
Tostada Melba, salvado	1 galleta	16	.4/.1	na	.2	na	0	na	na	0	na
Tostada Melba, común	1 galleta	19.5	.16/.02	.06/.04	.3	.05	0	41	na	0	41
Tostada Melba, roscas	4 roscas	47	.4/0	na	.8	na	0	na	na	0	na
Tostada Melba, trigo	1 galleta	19	.12/.08	.05/.03	.4	3.82	0	7	na	0	42
Tostada Melba, grano integral	1 galleta	16	.4/.1	na	.2	.2	0	na	na	0	45
Multigrado, trigo (Health Valley)	13 galletas	120	5/0	na	3	na	0	na	na	0	na
Galleta de avena (Oat Thins)	18 galletas	140	6/1	na	2*SOL	na	0	na	na	+	na
Galletas de ostra	17 galletas	60	1.5/0	.17/.9	.5	.05	0	na	na	0	150
Galleta de arroz (Weight watchers)	2 galletas	30	0/0	na	0	na	0	na	na	0	na
Galleta Ritz (Nabisco)	1 porción	79	4/.6	.28/2.9	.3	1.29	0	na	na	+	124
Ry-Crisp	2 galletas	60	0/0	na	4	na	0	na	na	0	na

Alimento	Porción	Calorías	Grasa/Grasa saturada (gr)	Grasa Poli/Mono (gr)	Fibra (gr)	Azúcares (gr)	Carotenoides (mcg o mg)	Potasio (mg)	*Grasa Omega-3	Ácidos grasos trans	Sodio
Galletitas saladas (Saltines Zesta)	5 galletas	60	2/1	.18/1	0	.06	0	na	na	+	161
Galletitas saladas (Saltines), multigranos (Premium)	6 galletas	85	2.3/4	.1/1.1	1	.4	0	na	na	+	na
Galletitas saladas (Saltines), sin grasa	6 galletas	87	.5/.07	na	1	na	0	35	na	0	na
Galletitas saladas (Saltines), trigo (Zesta)	5 galletas	60	2/1	na	0	na	0	na	na	+	na
Galletita de sésamo (Keebler)	4 galletas	60	3/1	na	0	na	0	na	na	+	na
Palitos de sésamo	¼ taza	133	9/0	4.9/3	.1*SOL	13.18	t(BC)	50	alto	+	8
Galletita de soda	5 galletas	60	2/1	.11/1	0	.06	0	2	na	0	161
Triscuit	4 galletas	71	3/.5	na	2	na	0	na	na	+	na
Triscuit, trigo integral & salvado	4 galletas	70	3/.4	na	1.6	na	0	na	na	+	na
Triscuit, trigo integral, reducida en grasa	4 galletas	65	1.7/.3	na	2	na	0	na	na	+	na
Galleta de vegetales	3 galletas	70	3/1.5	na	0	na	na	na	na	+	na
Waverly Wafers	4 galletas	80	4/.8	na	.4	na	0	na	na	+	na
Galleta de agua (Carr's)	2 galletas	25	1/0	na	0	na	0	na	na	0	na
Galleta de trigo (Wheatsworth)	4 galletas	57	2.5/.6	na	.5	na	0	na	na	+	na
Wheat Thins	8 galletas	70	3/1	.18/1	0	1.3	0	28	na	+	84

Alimento	Porción	Calorías	Grasa/Grasa saturada (gr)	Grasa Poli/Mono (gr)	Fibra (gr)	Azúcares (gr)	Carotenoides (mcg o mg)	Potasio (mg)	*Grasa Omega-3	Ácidos grasos trans	Sodio
Wheat Thins, reducidas en grasa	8 galletas	58	1.6/0	na	.8	na	0	na	na	+	na
COMIDAS											
Amy's Kitchen (Comidas vegetarianas)											
Enchilada con frijoles negros	1 comida	250	8/1	na	5*SOL	2	na	na	na	0	390
Canelones	1 comida	330	12/8	na	6	na	na	na	na	0	na
Enchilada de queso	1 comida	330	14/7	na	6	2	na	na	na	0	440
Chili y pan de maíz	1 comida	320	6/2	na	8*SOL	14	na	na	na	0	680
Country dinner	1 comida	380	12/4	na	9	14	na	na	na	0	570
Pan de verdura	1 comida	260	5.5	na	7	6	na	na	na	0	640
Healthy Choice											
Carne de res asada a la cacerola (beef pot roast)	1 comida	330	9/3	na	8	39	na	na	na	0	550
Carne de res Stroganoff	1 comida	330	9/3	na	7	39	na	na	na	0	580
Puntitas de carne portobello (Beef tips portobello)	1 comida	310	9/3	na	7	na	na	na	na	0	600
Pollo ennegrecido (Blackened chicken)	1 comida	320	6/2	na	5	28	na	na	na	0	600
Hamburguesa de carne de res a las brasas	1 comida	310	9/3	na	4	36	na	na	na	0	na
Pollo con brócoli al Alfredo	1 comida	300	7/3	na	2	na	na	na	na	0	na
Enchiladas de pollo	1 comida	270	6/3	1/2.6	6	46	na	na	na	0	563
Pollo parmigiana	1 comida	310	8/2	na	6	40	na	na	na	0	600

Alimento	Porción	Calorías	Grasa/Grasa saturada (gr)	Grasa Poli/ Mono (gr)	Fibra (gr)	Azúcares (gr)	Carotenoides (mcg o mg)	Potasio (mg)	*Grasa Omega-3	Ácidos grasos trans	Sodio
Pollo teriyaki	1 comida	270	6/2	.47/2.1	3	37	na	na	na	0	602
Pollo rebozado en pan, Country (Country breaded chicken)	1 comida	380	8/2	.47/2.1	7	55	na	630	na	0	600
Pollo a la hierbas, Country (Country herb chicken)	1 comida	280	6/3	na	6	37	na	na	na	0	600
Pechuga de pavo a la parrilla	1 comida	260	5/2	na	5	31	na	na	na	0	600
Pescado horneado con hierbas	1 comida	360	8/2	na	5	na	na	na	alto	0	na
Pollo glaseado con miel	1 comida	320	6/2	na	4	46	na	940	na	0	580
Pescado con limón y pimienta	1 comida	320	7/2	na	5	46	na	na	alto	0	580
Pan de carne	1 comida	330	7/3.5	na	6	36	na	na	na	0	600
Carne de res Mesquita con salsa barbecue	1 comida	320	9/3	2.8/3.3	5	38.3	na	na	na	0	491
Pollo Mesquita BBQ	1 comida	290	5/2	.98/2	4	48.1	na	na	na	0	483
Rosbif al horno	1 comida	280	7/2.5	na	6	44	na	850	na	0	480
Pechuga de pollo asada	1 comida	230	6/3	na	4	33	na	na	na	0	600
Bistec Salisbury	1 comida	330	7/3	1.1/2.8	6	23.8	na	na	na	0	466
Pollo sésamo	1 comida	330	8/2	na	5	na	na	na	alto	0	na
Pasta rellena	1 comida	370	6/3	na	5	40	na	na	na	0	470
Pollo agridulce	1 comida	360	7/2	na	3	54	na	na	na	0	580
Pechugas de pavo tradicionales	1 comida	320	5/2	na	5	50	na	na	na	0	600

Lean Cuisine (Comidas en porciones saludables)

Alimento	Porción	Calorías	Grasa/Grasa saturada (gr)	Grasa Poli/ Mono (gr)	Fibra (gr)	Azúcares (gr)	Carotenoides (mcg o mg)	Potasio (mg)	*Grasa Omega-3	Ácidos grasos trans	Sodio
Carne de res Stroganoff	1 comida	350	9/3	na	9	na	na	na	na	0	na
Manicottis de queso y espinaca	1 comida	350	8/3	na	6	na	na	na	alto	0	na
Pollo y barbecue	1 comida	370	6/1	na	6	na	na	na	na	0	na
Fettuccini de pollo	1 comida	400	9/4.5	.5/1.5	4	6	na	510	na	0	690
Pollo a la florentina	1 comida	380	7/3	1.5/1.5	6	9	na	640	na	0	840
Pollo glaseado	1 comida	360	8/1.5	1.5/1	2	7	na	510	na	0	690
Pollo a la parrilla y pasta penne	1 comida	360	7/3	1/2	5	7	na	620	na	0	680
Rigatoni jumbo con albóndigas	1 comida	440	9/3.5	1/3	7	10	na	770	na	0	790
Pollo glaseado oriental	1 comida	370	2/.5	.5/1	4	20	na	740	na	0	690
Pollo asado	1 comida	330	5/1	na	4	na	na	na	na	0	na
Pechuga de pavo asada	1 comida	320	6/1	.5/1	6	30	na	360	na	0	690
Bistec Salisbury	1 comida	300	6/3	.5/2.5	8	4	na	750	na	0	650
Weight Watchers											
Barbecue Glazed Chicken (Pollo glaseado a la parrilla)	1 comida	282	4.4/1	na	na	25.9	592 mcg (BC)	na	na	0	492
Chicken Cordon Bleu (Pollo Cordon Bleu)	1 comida	297	9/5	na	3	na	2.8 mg	na	na	0	394
Turkey Medallions (Medallones de pavo)	1 comida	214	1.7/.4	.45/.43	3	34.6	na	504	na	0	392

Alimento	Porción	Calorías	Grasa/Grasa saturada (gr)	Grasa Poli/ Mono (gr)	Fibra (gr)	Azúcares (gr)	Carotenoides (mcg o mg)	Potasio (mg)	*Grasa Omega-3	Ácidos grasos trans	Sodio
Macaroni and Beef in Tomato Sauce (Macarrones y carne de res en salsa de tomate)	1 comida	266	6/1.8	.98/2.3	2	na	141 mcg (BC)	na	na	0	388
DIPS											
Aguacate	2 cd	46	4.4/.7	na	1.4	na	104 mcg (BC)	na	na	0	na
Baba ghanoush (salsa de berenjena)	2 cd	47	4/.5	na	.8	na	21 mcg (BC)	na	na	0	na
Tocino y rábano picante	2 cd	70	6/3	na	0	na	na	na	na	+	na
Frijol	2 cd	40	1/.5	na	2.4* SOL	na	60 mcg (BC)	51.4	na	0	.8
Frijol negro	2 cd	20	0/0	na	1*SOL	na	na	na	na	0	na
Frijol negro, sin grasa (Tostitos)	2 cd	30	0/0	na	2*SOL	na	na	na	na	0	na
Queso Azul	2 cd	50	4/2	na	0	1.4	na	38	na	0	215
Queso Cheddar, sin grasa	2 cd	20	0/0	na	0	na	na	na	na	0	na
Almeja (Kraft)	2 cd	60	4/3	na	0	na	0	na	alto	0	na
Eneldo cremoso (Vegi-Dip)	2 cd	60	4/0	na	0	na	na	na	na	0	na
Pepino	2 cd	50	4/3	na	0	na	na	na	na	0	na
Guacamole (Lucerna)	2 cd	46	3/.4	1/1.1	0	4	na	na	na	des	106
Hummus	2 cd	51	2.6/.4	.6/1.5	1.6*SOL	.14	3.6 mcg (BC)	52	alto	0	73
Queso Nacho	2 cd	62	4/2	na	0	2.2	na	73	na	des	284
Cebolla	2 cd	68	6/4	na	.3	2.5	36 mcg (BC)	57	na	des	423

Alimento	Porción	Calorías	Grasa/Grasa saturada (gr)	Grasa Poli/Mono (gr)	Fibra (gr)	Azúcares (gr)	Carotenoides (mcg o mg)	Potasio (mg)	*Grasa Omega-3	Ácidos grasos trans	Sodio
Frijol pinto, sin grasa (Guiltless Gourmet)	2 cd	27	0/0	na	2*SOL	na	na	na	na	0	na
Langostino	2 cd	74	6/4	na	.1	na	21 mcg (BC)	43	alto	des	76
Crema agria y cebollines	2 cd	126	14/0	na	0	2.5	na	na	na	des	232
Espinaca	2 cd	54	4.4/1.4	na	.4	na	447 mcg (BC)	na	alto	na	95.7
Vegetal (Marzetti)	2 cd	176	20/0	na	0	na	na	49.8	na	des	na

HUEVOS

Alimento	Porción	Calorías	Grasa/Grasa saturada (gr)	Grasa Poli/Mono (gr)	Fibra (gr)	Azúcares (gr)	Carotenoides (mcg o mg)	Potasio (mg)	*Grasa Omega-3	Ácidos grasos trans	Sodio
Huevo (de gallina), grande	1 huevo	74.5	4.5/1.5	0/0	0	.23	0	67	alto	0	55
Clara	1 grande	17	0/0	0/0	0	.23	0	54	na	0	55
Yema	1 grande	59	5/1.6	.7/2	0	.1	0	19	alto	0	8
Huevo, cocido:											
Frito en margarina	1 grande	91.5	7/2	1.2/2.9	0	.38	0	68	alto	+	94
Duro, sin cáscara	1 grande	77	5/1.6	.7/2	0	.56	0	63	alto	0	62
Escalfado	1 grande	74.5	5/1.5	.68/1.9	0	.38	0	133	alto	0	147
Revuelto con leche y margarina	1 grande	101	7.5/2	1.3/2.9	0	1.06	0	147	alto	+	171
Substitutos del huevo:											
Libre de colesterol (Healthy Choice)	¼ taza	30	1/0	na	0	na	0	na	na	0	na
Omelet de queso Egg Beaters (Fleischmann's)	½ taza	110	5/2	na	0	na	0	na	na	0	na
Egg Beaters (Fleischmann's)	¼ taza	30	0/0	na	0	na	0	na	na	0	na
Egg Watcher's (Tofutti)	¼ taza	30	0/0	na	0	na	0	256	alto	0	na

Alimento	Porción	Calorías	Grasa/Grasa saturada (gr)	Grasa Poli/ Mono (gr)	Fibra (gr)	Azúcares (gr)	Carotenoides (mcg o mg)	Potasio (mg)	*Grasa Omega-3	Ácidos grasos trans	Sodio
Frozen Liquid Eggs (Sunny Fresh)	½ taza	130	9/3	7.5/2.9	0	3.8	0	na	na	0	239
En polvo (Tofu Scrambler - Fantastic Foods)	2½ tazas	60	.5/0	na	3	na	0	na	alto	0	na
Omelet vegetal Egg Beaters (Fleischmann's)	½ taza	50	0/0	na	0	na	0	na	na	0	na
Substituto del huevo, líquido	½ taza	105	4/.82	2/1.1	0	.8	na	414	na	0	222
Substituto del huevo, en polvo	1 oz	126	3.7/1	.48/1.5	0	6.1	na	213	na	0	226

PLATO PRINCIPAL
Healthy Choice

Alimento	Porción	Calorías	Grasa/Grasa saturada (gr)	Grasa Poli/ Mono (gr)	Fibra (gr)	Azúcares (gr)	Carotenoides (mcg o mg)	Potasio (mg)	*Grasa Omega-3	Ácidos grasos trans	Sodio
Carne de res c/salsa barbecue, arroz y frijoles	1 plato	250	4/.5	na	2	na	na	na	na	0	na
Macarrones con carne de res	1 plato	220	4/2	.33/1.2	5	9.12	na	365	na	0	444
Carne de res teriyaki	1 plato	330	7/2.5	na	7	17	na	na	na	0	600
Puntitas de carne de res, cuarto trasero (Sirloin) c/salsa de hongos	1plato	270	6/2.5	na	5	38	na	na	na	0	na
Puntitas de carne de res c/fideos en forma de espiral	1 plato	300	7/2.5	na	4	na	na	na	na	0	na
Pollo, asado al horno c/puré de papas	1 plato	210	4.5/1.5	na	3	na	na	na	na	0	na

Alimento	Porción	Calorías	Grasa/Grasa saturada (gr)	Grasa Poli/ Mono (gr)	Fibra (gr)	Azúcares (gr)	Carotenoides (mcg o mg)	Potasio (mg)	*Grasa Omega-3	Ácidos grasos trans	Sodio
Pechuga de pollo, rebozado en pan c/macarrones y queso	1 plato	270	6/2.5	na	1	5	na	na	na	0	600
Pechuga de pollo, a la parrilla c/pasta	1 plato	240	6/2.5	na	4	na	na	na	na	0	na
Pechuga de pollo c/vegetales	1 plato	230	5/2	na	6	30	na	na	na	0	500
Pollo a la carbonara	1 plato	310	5/2.5	na	2	32	na	na	na	0	600
Pollo, glaseado country	1 plato	250	5/2	na	3	na	na	390	na	0	600
Enchilada de pollo	1 plato	310	7/2.5	na	6	46	na	na	na	0	600
Pollo, a la parrilla c/puré de papas	1 plato	200	4/2	na	6	25	na	na	na	0	560
Pollo, a la parrilla Sonoma	1 plato	230	4/1	na	3	na	na	na	na	0	na
Pollo, Mandarín	1 plato	280	3.5/.5	na	4	na	na	na	na	0	520
Pollo olé	1 plato	270	4/1	na	5	na	na	na	na	0	na
Pollo, estilo oriental	1 plato	240	5/1.5	na	7	na	na	na	alto	0	600
Pollo y pasta, estilo casero	1 plato	270	6/2.5	na	5	38	na	na	na	0	600
Pollo piccata	1 plato	270	5/2.5	na	2	28	na	na	na	0	600
Pollo y arroz, con sabor a queso	1 plato	230	4/2.5	na	5	27	na	500	na	0	600
Pollo, sésamo	1 plato	240	6/2	na	4	34	na	na	alto	0	580
Fettucini Alfredo	1 plato	240	5/2.5	na	2	19	na	na	na	0	580

Alimento	Porción	Calorías	Grasa/Grasa saturada (gr)	Grasa Poli/ Mono (gr)	Fibra (gr)	Azúcares (gr)	Carotenoides (mcg o mg)	Potasio (mg)	*Grasa Omega-3	Ácidos grasos trans	Sodio
Fettucini Alfredo c/pollo	1 plato	280	7/2.5	na	4	32	na	na	na	0	570
Lasagna	1 plato	280	6/2	na	5	38	na	na	na	0	600
Lasagna c/carne	1 plato	360	9/3	na	7	na	na	na	na	0	na
Macarrones con queso	1 plato	250	6/2.5	na	3	44	na	na	na	0	600
Manicotti gratinados a los tres quesos	1 plato	300	9/3	na	5	44	na	na	na	0	600
Pizza, queso	1 plato	340	5/1.5	na	5	10	na	na	na	0	600
Pizza, pepperoni	1 plato	340	5/1.5	na	6	10	na	na	na	0	600
Pizza, suprema	1 plato	330	5/1.5	na	6	7	na	na	na	0	600
Pizza, vegetales	1 plato	280	4/1.5	na	5	8	na	na	na	0	600
Cerdo, country, rebozado en pan c/cheddar, tocino, papas	1 plato	280	6/2.5	na	4	na	na	na	na	0	na
Ravioles con queso	1 plato	260	5/2.5	na	4	na	na	na	na	0	na
Rigatoni c/brócoli y pollo	1 plato	280	7/2.5	na	3	5	na	na	na	0	600
Bistec Salisbury c/ puré de papas	1 plato	210	6/2.5	na	3	6	na	na	na	0	600
Arroz y frijoles estilo Southwestern	1 plato	250	3/1	na	5	na	na	na	na	0	na
Espaguetis c/albóndigas	1 plato	290	8/2.5	na	7	9	na	na	na	0	600
Cazuela de atún	1 plato	240	7/2	na	4	31	na	na	alto	0	600
Pechuga de pavo, asada	1 plato	220	5/2	na	5	23	na	na	na	0	580
Pavo, asado c/ puré de papas	1 plato	200	5/2	na	4	17	na	na	na	0	600

Alimento	Porción	Calorías	Grasa/Grasa saturada (gr)	Grasa Poli/ Mono (gr)	Fibra (gr)	Azúcares (gr)	Carotenoides (mcg o mg)	Potasio (mg)	*Grasa Omega-3	Ácidos grasos trans	Sodio
Lean Cuisine											
Carne de res, carne Hunan y brócoli	1 plato	240	3.5/1	1/2	2	6	na	530	na	0	690
Carne de res, oriental	1 plato	210	3.5/1.5	.5/1	2	8	na	670	na	0	580
Carne de res, asada al horno	1 plato	240	8/3.5	1/2.5	3	9	na	760	na	0	690
Carne de res con granos de pimienta	1 plato	260	7/2	1.5/2	4	8	na	890	na	0	690
Carne de res portobello	1 plato	220	7/3.5	.5/1.5	2	6	na	1.080	na	0	680
Carne de res asada a la cacerola	1 plato	190	6/2	1/3	3	5	na	680	na	0	690
Puntitas de carne de res	1 plato	270	6/2.5	.5/2	4	11	na	1130	na	0	630
Pollo, asado al horno	1 plato	240	4.5/1.5	1/2	3	5	na	600	na	0	650
Pollo y fideos moñitos	1 plato	220	4/1	1/1.5	5	6	na	700	na	0	680
Carbonada de pollo	1 plato	260	8/2	2/2	2	5	na	700	na	0	690
Pollo chow mein	1 plato	240	3.5/1	.5/1	3	3	na	370	na	0	620
Enchilada de pollo	1 plato	280	5/1.5	1/.5	3	7	na	370	na	0	560
Pollo glaseado	1 plato	230	5/1	1/1.5	0	7	na	500	na	0	480
Pollo, a la parrilla	1 plato	250	5/1.5	2/1.5	3	4	na	540	na	0	690
Pollo, asado al horno con hierbas	1 plato	200	3.5/1	1/1	3	5	na	740	na	0	610
Pollo a la naranja	1 plato	230	1.5/.5	.5/.5	2	6	na	380	na	0	340
Pollo al Mandarín	1 plato	240	4/1	1/1.5	2	10	na	310	na	0	610

Alimento	Porción	Calorías	Grasa/Grasa saturada (gr)	Grasa Poli/Mono (gr)	Fibra (gr)	Azúcares (gr)	Carotenoides (mcg o mg)	Potasio (mg)	*Grasa Omega-3	Ácidos grasos trans	Sodio
Pollo Mediterráneo	1 plato	260	4/.5	1/1.5	4	9	na	860	na	0	690
Pollo parmesano	1 plato	300	6/2	1/2	5	8	na	760	na	0	520
Pollo piccata	1 plato	300	9/2.5	1/.2	2	na	na	290	na	0	670
Pollo, asado	1 plato	250	7/2	na	3	20	na	na	na	0	na
Pollo, agridulce	1 plato	320	3/1	.5/1	1	na	na	740	na	0	690
Pollo teriyaki	1 plato	320	3.5/1.5	.5/.5	0	9	na	820	na	0	850
Pollo c/vegetales	1 plato	250	5/2.5	1/1.5	3	5	na	610	na	0	630
Pollo en salsa de vino	1 plato	220	5/2.5	na	2	na	na	na	na	0	na
Fettucini, Alfredo	1 plato	280	7/3.5	1/2	2	7	na	260	na	0	670
Pescado, al horno, limón y pimienta	1 plato	220	6/2	0/.5	7	5	na	700	alto	0	630
Lasagna, de queso	1 plato	240	4.5/2.5	.5/1.5	5	11	na	640	na	0	690
Lasagna c/pollo	1 plato	280	7/3	1/2	2	7	na	660	na	0	690
Lasagna c/pollo y queso	1 plato	270	8/2.5	na	3	na	na	na	na	+	na
Lasagna c/salsa de carne	1 plato	300	8/4.5	.5/2	4	9	na	590	na	0	650
Lasagna, vegetales	1 plato	260	7/3.5	1/2	4	7	na	660	na	0	670
Macarrones con queso	1 plato	290	7/4	.5/1.5	2	8	na	500	na	0	650
Pan de carne y papas batidas	1 plato	260	7/4	.5/2.5	4	4	na	850	na	0	540
Pizza, queso	1 pizza	340	8/4	1.5/1.5	3	8	na	250	na	0	690
Pizza, deluxe	1 pizza	330	9/3.5	1.5/1.5	3	7	na	300	na	0	590
Pizza, pepperoni	1 pizza	300	7/2.5	2./3	2	7	na	280	na	0	680
Cerdo, asado con miel	1 plato	240	5/2	.5/2.5	3	8	na	370	na	0	580
Bistec Salisbury	1 plato	290	9/4.5	.5/2.5	3	4	na	750	na	0	650
Arroz y frijoles Santa Fe	1 plato	300	5/2	1/1	6*SOL	10	na	620	na	0	580

Alimento	Porción	Calorías	Grasa/Grasa saturada (gr)	Grasa Poli/Mono (gr)	Fibra (gr)	Azúcares (gr)	Carotenoides (mcg o mg)	Potasio (mg)	*Grasa Omega-3	Ácidos grasos trans	Sodio
Langostinos y fideos											
cabello de ángel	1 plato	280	5/1	1.5/1.5	3	7	na	470	alto	0	680
Espaguetis c/salsa											
de carne	1 plato	300	5/1.5	.5/1	6	9	na	470	na	0	590
Espaguetis c/											
albóndigas	1 plato	270	6/2.5	.5/1.5	4	7	na	480	na	0	590
Repollo relleno	1 plato	210	8/3.5	.5/1.5	5	6	na	460	na	0	620
Albóndigas Swedish	1 plato	290	7/3	1/2.5	4	5	na	580	na	0	640
Chili de tres frijoles											
(Three-bean chili)	1 plato	280	8/5	na	8*SOL	na	na	na	na	0	na
Pechuga de pavo, asada	1 plato	270	2/.5	.5/1	3	30	na	360	na	0	690
Pavo, con lomo glaseado	1 plato	260	4.5/1	1/2	4	20	na	520	na	0	630
Lean Cuisine (Skillet Sensation Entrees)											
Carne de res teriyaki											
c/arroz	1 plato	290	4/1.5	.5/.5	6	9	na	500	na	0	540
Pollo Alfredo	1 plato	320	7/3.5	.5/1	4	5	na	540	na	0	480
Pollo al ajo	1 plato	340	4.5/2	na	4	na	na	na	na	0	na
Pollo, asado con											
hierbas y papas	1 plato	250	4/1	1/.5	4	7	na	430	na	0	510
Pollo, oriental	1 plato	280	4/1	.5/.5	5	5	na	350	na	0	610
Pollo, primavera	1 plato	300	4/1	.5/.5	5	4	na	350	na	0	430
Pollo teriyaki	1 plato	310	3.5/1.5	.5/.5	6	9	na	470	na	0	620
Pollo, con tres quesos	1 plato	350	9/3.5	.5/.5	3	9	na	470	na	0	620
Pavo, asado	1 plato	220	2/.5	.5/.5	6	7	na	380	na	0	450

Alimento	Porción	Calorías	Grasa/Grasa saturada (gr)	Grasa Poli/ Mono (gr)	Fibra (gr)	Azúcares (gr)	Carotenoides (mcg o mg)	Potasio (mg)	*Grasa Omega-3	Ácidos grasos trans	Sodio
Mrs. Paul's											
Pescado, Dijon Light	1 plato	200	5/2	na	0	17	na	na	alto	+	na
Pescado, filete, Florentina	1 plato	220	8/4	na	0	10	na	na	alto	+	na
Pescado, Mornay, light	1 plato	230	10/4	na	0	12	na	na	alto	+	na
Weight Watchers											
Carne de res, corte del cuarto trasero (sirloin) y vegetales al estilo asiático	1 plato	230	9/4	0	3	5	na	na	na	0	750
Pollo, Albahaca	1 plato	270	6/1.5	na	2	3	na	na	na	0	700
Pollo Mirabella	1 plato	190	1/0	4	3	4	na	na	na	0	590
Pollo, parmesano cremoso	1 plato	210	8/4.5	na	3	5	na	na	na	0	800
Pollo, Toscano cremoso	1 plato	180	8/3.5	na	3	5	na	na	na	0	690
Pollo, asado a la parrilla c/vegetales	1 plato	280	3.5/1	na	3	12	na	380	na	0	700
Pollo, asado a la parrilla con hierbas y ajo	1 plato	210	8/4.5	na	3	5	na	na	na	0	800
Lasagna Bolognesa	1 plato	280	4/1.5	na	4	6	na	na	na	0	540
Pasta, Fettucini Alfredo	1 plato	270	6/3.5	na	3	7	na	na	na	0	650
Pasta, Radiatore Romano	1 plato	280	8/3	na	4	7	na	na	na	0	510
Pechuga de pavo, asada al horno lentamente	1 plato	220	8/2.5	na	2	1	na	na	na	0	720
Medallones de pavo c/salsa hecha con el jugo de carne	1 plato	200	8/1.5	na	3	3	na	na	na	0	730

Alimento	Porción	Calorías	Grasa/Grasa saturada (gr)	Grasa Poli/Mono (gr)	Fibra (gr)	Azúcares (gr)	Carotenoides (mcg o mg)	Potasio (mg)	*Grasa Omega-3	Ácidos grasos trans	Sodio
Vegetarian Entrees											
Pan de frijoles (Natural Touch)	1 rebanada	160	8/1.5	na	5*SOL	na	na	na	na	0	na
Enchilada de vegetales y frijoles negros (Amy's Kitchen)	1 porción	130	4/0	na	2*SOL	2	na	na	na	0	390
Chik'n Vegetables Pot Pie (Pastel de estofado de verdura cubierto de masa hojaldrada), sin carne (Morningstar Farms)	1 pastel	350	14/3.5	na	9	na	na	na	na	0	na
Fried Chik'n (Pollo frito) c/salsa de carne, sin carne (Loma Linda)	2 unidades	160	10/1.5	na	2	na	na	na	na	0	na
Pan de lentejas y arroz (Natural Touch)	1 rebanada	160	7/1	na	4	na	na	na	na	0	na
Macarrones gratinados con queso de soja (Amy's Kitchen)	1 porción	360	14/1	na	4*SOL	2	na	na	alto	0	500
Bistec Salisbury, sin carne (Amy's Kitchen)	1 plato	420	16/5	na	9* SOL	14	na	na	na	0	570
Bistec Swiss, sin carne (Loma Linda)	1 plato	120	6/1	na	4*SOL	na	na	na	na	0	420
Salteado Thai c/tofu y vegetales (Amy's Kitchen)	1 porción	270	11/7	na	2*SOL	2	na	na	alto	0	na

Alimento	Porción	Calorías	Grasa/Grasa saturada (gr)	Grasa Poli/Mono (gr)	Fibra (gr)	Azúcares (gr)	Carotenoides (mcg o mg)	Potasio (mg)	*Grasa Omega-3	Ácidos grasos trans	Sodio
Lasagna de vegetales (Amy's Kitchen)	1 porción	280	12/4.5	na	3	5	na	na	na	0	680
Lasagna de vegetales c/tofu (Amy's Kitchen)	1 porción	300	10/1	na	6	6	na	na	na	0	630

COMIDAS RÁPIDAS

Alimentos para el desayuno
Burger King:

Alimento	Porción	Calorías	Grasa/Grasa saturada (gr)	Grasa Poli/Mono (gr)	Fibra (gr)	Azúcares (gr)	Carotenoides (mcg o mg)	Potasio (mg)	*Grasa Omega-3	Ácidos grasos trans	Sodio
Biscuit	1 Biscuit	300	15/3.5	na	t	na	0	na	na	++	na
French Toast Sticks (Varitas de tostadas francesas)	5 varitas	390	20/4.5	na	2	11	0	na	na	++	440

Hardee's:

Alimento	Porción	Calorías	Grasa/Grasa saturada (gr)	Grasa Poli/Mono (gr)	Fibra (gr)	Azúcares (gr)	Carotenoides (mcg o mg)	Potasio (mg)	*Grasa Omega-3	Ácidos grasos trans	Sodio
Apple, Cinnamon & Raisin Biscuit (Biscuit de manzana, canela & pasas de uva)	1 biscuit	250	8/2	na	na	na	0	na	na	+	na
Chicken Biscuit	1 biscuit	590	27/7	na	na	3	0	na	na	++	1680
Made from Scratch Biscuit (biscuit elaborado con migas)	1 biscuit	390	21/6	na	na	3	0	na	na	+	890
Omelet Biscuit (Biscuit Omelet)	1 biscuit	550	32/12	na	na	5	0	na	alto	+	1510

Alimento	Porción	Calorías	Grasa/Grasa saturada (gr)	Grasa Poli/Mono (gr)	Fibra (gr)	Azúcares (gr)	Carotenoides (mcg o mg)	Potasio (mg)	*Grasa Omega-3	Ácidos grasos trans	Sodio
Jack in the Box:											
Breakfast Jack (Desayuno Jack)	1 porción	310	14/5	na	1	3	0	195	na	des	715
French Toast Sticks(Varitas de tostadas francesas)	4 varitas	430	18/4	na	2	38	0	150	na	++	490
Sourdough Breakfast Sandwich (Sándwich para el desayuno Sourdough)	1 porción	450	26/8	na	2	2	0	210	na	++	875
McDonald's:											
Biscuit (Biscuit)	1 biscuit	240	23/8	na	1	30	0	na	na	+	640
Egg McMuffin (Muffin de huevo)	1 porción	290	12/4.5	na	1	28	0	na	alto	0	850
Lowfat Apple Bran Muffin (Muffin de salvado con manzana bajo en grasa)	1 muffin	300	3/.5	na	3*SOL	na	0	na	na	des	na
Scrambled Eggs (Huevos revueltos)	2 huevos	160	11/3.5	na	0	1	0	na	alto	0	170
Spanish Omelet Bagel (Bagel omelet española)	1 bagel	690	38/14	na	3	59	0	na	alto	des	1520
Subway:											
Ham & Egg Sandwich (Sándwich de jamón y huevo)	1 sándwich	291	12/3	na	1	3	0	na	alto	des	190

Alimento	Porción	Calorías	Grasa/Grasa saturada (gr)	Grasa Poli/Mono (gr)	Fibra (gr)	Azúcares (gr)	Carotenoides (mcg o mg)	Potasio (mg)	*Grasa Omega-3	Ácidos grasos trans	Sodio
Western Egg Sandwich (Sándwich de huevo Western)	1 sándwich	285	12/2.5	na	2	4	0	na	alto	des	180
Hamburguesas											
Burger King:											
WHOPPER sin mayonesa	1 hamburguesa	530	22/9	na	4	8	0	na	na	+	1020
Hamburguesa	1 hamburguesa	320	14/6	na	2	5	0	na	na	+	550
Dairy Queen:											
DQ Homestyle Hamburger (Hamburguesa estilo casero Dairy Queen)	1 hamburguesa	290	12/5	na	2	na	0	na	na	des	na
Hardee's:											
Thickburger (Hamburguesa gruesa)	1 hamburguesa	270	57/22	na	na	12	0	na	na	des	1470
Jack in the Box:											
Hamburguesa	1 hamburguesa	250	9/3.5	na	2	6	0	115	na	des	590
Sourdough Jack	1 porción	660	47/16	na	3	7	0	435	na	+	1165
McDonald's:											
Hamburguesa	1 hamburguesa	280	10/4	1.3/4	2	36	0	204	na	+	502
Quarter Pounder (un cuarto de libra)	1 hamburguesa	430	21/8	2/10	2	38	0	385	na	+	770

Alimento	Porción	Calorías	Grasa/Grasa saturada (gr)	Grasa Poli/Mono (gr)	Fibra (gr)	Azúcares (gr)	Carotenoides (mcg o mg)	Potasio (mg)	*Grasa Omega-3	Ácidos grasos trans	Sodio
Wendy's:											
Classic Single w/Everything (Clásica simple c/todo)	1 hamburguesa	410	19/7	na	2	8	0	na	na	+	910
Postres											
Dairy Queen:											
DQ Fudge Bar (Barra Fudge), sin azúcar	1 barra	50	0/0	na	0	3	na	na	na	0	70
DQ Vanilla Orange Bar (Barra de vainilla y naranja), sin azúcar	1 barra	60	0/0	na	0	2	na	na	na	0	0
McDonald's:											
Fruit n'Yogurt Parfait (Postre helado de fruta y yogurt)	1 porción	380	5/2	na	2	30	0	237	na	0	85
Fruit n'Yogurt Parfait (Postre helado de fruta y yogurt), sin granola	1 porción	280	4/2	na	t	19	0	103	na	0	55
Vanilla Reduced Fat Ice Cream Cone (Cono de vainilla reducido en grasa)	1 porción	150	4.5/3	na	0	17	0	178	na	0	75

Alimento	Porción	Calorías	Grasa/Grasa saturada (gr)	Grasa Poli/ Mono (gr)	Fibra (gr)	Azúcares (gr)	Carotenoides (mcg o mg)	Potasio (mg)	*Grasa Omega-3	Ácidos grasos trans	Sodio
Wendy's:											
Frostie	1 pequeño	330	8/5	na	0	42	0	150	na	0	na
Comidas mexicanas											
Jack in the Box:											
Taco Monster	1 taco	280	17/6	na	3	4	na	220	na	+	390
Taco	1 taco	180	10/3.5	na	2	4	na	190	na	+	270
Taco Bell:											
Burrito, frijol	1 porción	370	12/3.5	na	12*SOL	4	na	na	na	+	1200
Burrito, queso chili	1 porción	330	13/5	na	4	3	na	na	na	+	1080
Burrito, Doble Supremo-Pollo	1 porción	460	17/6	na	3	na	na	na	na	+	na
Burrito, Fiesta-Pollo	1 porción	370	12/3.5	na	3	3	na	na	na	+	1080
Burrito-7 capas	1 porción	520	22/7	na	13*SOL	6	na	na	na	+	1350
Burrito, Supremo-Pollo	1 porción	410	16/6	na	8	5	na	na	na	+	1270
Chalupa Baja-Pollo	1 porción	40	24/5	na	2	4	na	na	na	+	690
Chalupa Nacho Queso-Pollo	1 porción	350	19/4.5	na	2	4	na	na	na	+	670
Chalupa Santa Fe-Pollo	1 porción	420	26/6	na	2	na	na	na	na	+	na
Chalupa Suprema-Pollo	1 porción	360	20/7	na	2	4	na	na	na	+	530

Alimento	Porción	Calorías	Grasa/Grasa saturada (gr)	Grasa Poli/Mono (gr)	Fibra (gr)	Azúcares (gr)	Carotenoides (mcg o mg)	Potasio (mg)	*Grasa Omega-3	Ácidos grasos trans	Sodio
Enchirito, Pollo	1 porción	350	16/8	na	7	na	na	na	na	+	na
Gordita Baja-Pollo	1 porción	340	18/4	na	3	7	na	na	na	des	690
Gordita Nacho, Queso-Pollo	1 porción	290	13/2.5	na	3	7	na	na	na	des	670
Gordita Santa Fe-Pollo	1 porción	370	20/4	na	3	na	na	na	na	des	na
Gordita Suprema-Pollo	1 porción	300	13/5	na	3	na	na	na	na	des	530
Taco	1 taco	210	12/4	na	3	1	na	na	na	des	350
Taco, Double Decker	1 taco	380	17/5	na	9	na	na	na	na	des	na
Taco, Double Decker Supreme	1 taco	420	21/8	na	10	na	na	na	na	des	na
Taco suave, Pollo	1 taco	190	7/2.5	na	2	na	na	na	na	des	na
Taco supreme	1 taco	260	16/6	na	4	9	na	na	na	des	360
Tostada	1 porción	250	12/4.5	na	11	na	na	na	na	des	na

Pasta

Fazoli's:

Alimento	Porción	Calorías	Grasa/Grasa saturada (gr)	Grasa Poli/Mono (gr)	Fibra (gr)	Azúcares (gr)	Carotenoides (mcg o mg)	Potasio (mg)	*Grasa Omega-3	Ácidos grasos trans	Sodio
Baked Ravioli w/Meat Sauce (Ravioles horneados c/salsa de carne)	1 porción	790	29/15	na	6	8	na	na	na	0	800
Baked Rigatoni (Rigatoni horneados)	1 porción	470	18/8	na	4	na	na	na	na	0	na
Baked Ziti- Regular (Ziti común horneado)	1 porción	750	26/11	na	6	na	na	na	na	0	na

Alimento	Porción	Calorías	Grasa/Grasa saturada (gr)	Grasa Poli/Mono (gr)	Fibra (gr)	Azúcares (gr)	Carotenoides (mcg o mg)	Potasio (mg)	*Grasa Omega-3	Ácidos grasos trans	Sodio
Broccoli Fettuccine Alfredo (Fettucine alfredo con brócoli)	1 porción	560	15/4	na	6	5	na	na	na	0	190
Broccoli Lasagna (Lasagna de brócoli)	1 porción	420	18/5	na	5	12	na	na	na	0	1860
Lasagna	1 porción	440	19/6	na	4	13	na	na	na	0	1940
Manicotti w/Tomato Sauce (Manicotti con salsa de tomate)	1 porción	290	15/8	na	2	na	na	na	na	0	na
Spaghetti w/Tomato Sauce (Espaguetis con salsa de tomate), común	1 porción	620	8/1	na	7	12	na	na	na	0	140
Pizza Hut:											
Cavatini Pasta	1 porción	480	14/6	na	9	.3	na	na	na	0	950
Spaghetti w/Marinara (Espaguetis c/ marinara)	1 porción	490	6/1	na	8	.7	na	na	na	0	1050
Spaghetti w/Meatballs (Espaguetis con albóndigas)	1 porción	850	24/10	na	10	.7	na	na	na	0	1610
Pizza											
Fazoli's:											
Cheese Pizza (Pizza queso)	1 rebanada	460	15/8	na	2	6	na	na	na	0	970

Alimento	Porción	Calorías	Grasa/Grasa saturada (gr)	Grasa Poli/ Mono (gr)	Fibra (gr)	Azúcares (gr)	Carotenoides (mcg o mg)	Potasio (mg)	*Grasa Omega-3	Ácidos grasos trans	Sodio
Combination Pizza (Pizza combinación)	1 rebanada	570	25/12	na	3	7	na	na	na	0	1360
Pizza Hut:											
Cheese (Queso)	1 rebanda	240	10/5	na	2	na	0	na	na	des	na
Chicken Supreme (Pollo supremo)	1 rebanada	230	7/3.5	na	2	na	0	na	na	des	na
Veggie Lover's (Vegetariana)	1 rebanada	220	8/3	na	2	na	na	na	na	des	na
Carnes de ave (Incluyendo sándwiches de pollo)											
Arby's:											
Chicken Breast Fillet Sandwich (Sándwich de filete de pechuga de pollo)	1 porción	540	30/5	na	2	7	0	na	na	+	1220
Chicken Cordon Bleu Sandwich (Sándwich de pollo Cordon Bleu)	1 porción	630	35/8	na	2	8	0	na	na	+	1880
Grilled Chicken Deluxe Sandwich (Sándwich Deluxe de pollo asado a la parrilla)	1 porción	450	22/4	na	2	9	0	na	na	+	920
Light Grilled Chicken Sandwich (Sándwich de pollo asado a la parrilla, Light)	1 porción	280	5/1.5	na	3	na	0	na	na	+	na

Alimento	Porción	Calorías	Grasa/Grasa saturada (gr)	Grasa Poli/ Mono (gr)	Fibra (gr)	Azúcares (gr)	Carotenoides (mcg o mg)	Potasio (mg)	*Grasa Omega-3	Ácidos grasos trans	Sodio
Light Roast Chicken Deluxe Sandwich (Sándwich Deluxe de pollo asado al horno, light)	1 porción	260	5/.5	na	3	na	0	na	na	+	na
Burger King:											
Fish Fillet w/ Cheese (Filete de pescado con queso[SS1])	1 porción	520	30/8	na	3	4	0	na	alto	+	840
Chicken Sandwich (Sándwich de pollo) sin mayonesa	1 porción	460	17/5	na	3	5	0	na	na	+	1270
Dairy Queen:											
Breaded Chicken Sandwich (Sándwich de pollo rebozado)	1 porción	510	27/4	na	2	9	0	na	na	des	1070
Grilled Chicken Sandwich (Sándwich de pollo asado a la parrilla)	1 porción	310	10/2.5	na	3	na	0	na	na	des	na
Hardee's:											
Pechuga	1 trozo	370	15/4	na	na	0	0	na	na	des	1190
Spicy Chicken Sándwich (Sándwich de pollo picante)	1 porción	470	26/5	na	na	6	0	na	na	des	1220

Alimento	Porción	Calorías	Grasa/Grasa saturada (gr)	Grasa Poli/Mono (gr)	Fibra (gr)	Azúcares (gr)	Carotenoides (mcg o mg)	Potasio (mg)	*Grasa Omega-3	Ácidos grasos trans	Sodio
Low Carb Charbroiled Chicken Club (Bastón de pollo asado a las brasas bajo en carb.)	1 porción	420	24/7	na	na	8	0	na	na	des	1230
Pata	1 unidad	170	7/2	na	na	0	0	na	na	des	570
Jack in the Box:											
Chicken Breast Pieces (Trozos de pechuga de pollo)	5 unidades	360	17/3	na	1	1	0	545	na	+	1470
Chicken Fajita Pita (Fajita de pollo en pan pita)	1 porción	330	11/4.5	na	3	4	0	500	na	+	1080
Chicken Sandwich (Sándwich de pollo)	1 porción	410	21/4.5	na	2	3	0	45	na	+	730
Chicken Supreme (Pollo supremo)	1 porción	710	39/11	na	4	na	0	na	na	+	na
Chicken Teriyaki Bowl (Bol de pollo teriyaki)	1 porción	550	3/.5	na	3	na	0	na	na	+	na
Grilled Chicken Fillet (Filete de pollo asado a la parrilla)	1 porción	430	22/6	na	2	na	0	na	na	+	na
Jack's Spicy Chicken (Pollo picante de Jack)	1 porción	580	31/6	na	3	7	0	460	na	+	1090

Alimento	Porción	Calorías	Grasa/Grasa saturada (gr)	Grasa Poli/ Mono (gr)	Fibra (gr)	Azúcares (gr)	Carotenoides (mcg o mg)	Potasio (mg)	*Grasa Omega-3	Ácidos grasos trans	Sodio
Fazoli's:											
Chicken Caesar Club Panini (Panini de pollo Caesar Club)	1 porción	660	35/11	na	3	1	na	na	na	0	1670
Chicken Pesto Panini (Panini Pollo pesto)	1 porción	510	20/6	na	3	1	na	na	na	0	1350
Smoked Turkey Panini (Panini de pavo ahumado)	1 porción	710	38/12	na	3	3	na	na	na	0	2110
Kentucky Fried Chicken:											
Hot & Spicy Chicken Breast (Pechuga de pollo picante)	1 unidad	505	29/8	na	1	0	0	na	na	+	14/50
Original Recipe Chicken Breast (Pechuga de pollo receta original)	1 unidad	400	24/6	na	1	0	0	na	na	+	1150
Original Recipe Sandwich (Sándwich de receta original) sin salsa	1 porción	360	13/3.5	na	t	0	0	na	na	+	890
Tender Roast Chicken Sandwich (Sándwich de pollo tierno, asado), sin salsa	1 porción	270	5/1.5	na	1	2	0	na	na	+	1510

Alimento	Porción	Calorías	Grasa/Grasa saturada (gr)	Grasa Poli/Mono (gr)	Fibra (gr)	Azúcares (gr)	Carotenoides (mcg o mg)	Potasio (mg)	*Grasa Omega-3	Ácidos grasos trans	Sodio
Long John Silvers:											
Chicken Sandwich (Sándwich de pollo)	1 sándwich	340	14/3.5	na	na	4	0	na	na	des	810
McDonald's:											
Chicken McGrill (Pollo a la parrilla) sin mayonesa	1 sándwich	340	7/1.5	na	2	7	0	505	na	0	1240
Chicken McNuggets (Nuggets de pollo)	4 unidades	170	10/2	na	0	0	0	161	na	+	450
Wendy's:											
Chicken Breast Fillet Sandwich (Sándwich de filete de pechuga de pollo)	1 sándwich	430	16/3	na	2	8	0	na	na	+	1320
Chicken Club Sandwich (Sándwich Club de pollo)	1 sándwich	470	20/4.5	na	2	na	0	na	na	+	na
Homestyle Chicken Strips (Tiras de pollo estilo casero)	3 unidades	410	18/3.5	na	0	0	0	na	na	+	1470
Grilled Chicken Sandwich (Sándwich de pollo a la parrilla)	1 sándwich	300	7/1.5	na	2	11	0	na	na	+	1100

Alimento	Porción	Calorías	Grasa/Grasa saturada (gr)	Grasa Poli/ Mono (gr)	Fibra (gr)	Azúcares (gr)	Carotenoides (mcg o mg)	Potasio (mg)	*Grasa Omega-3	Ácidos grasos trans	Sodio
Spicy Chicken Sandwich (Sándwich de pollo picante)	1 sándwich	410	14./2.5	na	2	8	0	na	na	+	1480
** *Ensaladas*											
Arby's:											
Caesar Salad (Ensalada Caesar)	1 porción	90	4/2.5	na	3	na	na	na	na	0	na
Caesar Side Salad (Ensalada Caesar para acompañar)	1 porción	45	2/1	na	2	na	na	na	na	0	na
Garden Salad	1 porción	70	1/0	na	6	2	na	na	na	0	na
Grilled chicken Caesar Salad (Ensalada Caesar de pollo a la parrilla)	1 porción	230	8/3.5	na	3	na	na	na	na	+	na
Asian Sesame Salad (Ensalada asiática de sésamo)	1 porción	140	10/1	na	3	11	na	na	alto	0	360
Roast Chicken Salad (Ensalada de pollo asado)	1 porción	160	2.5/0	na	6	na	na	na	na	0	na
Side Salad (Ensalada para acompañar)	1 porción	25	0/0	na	2	3	na	na	na	0	25

** *Los aderezos no están incluidos, excepto cuando se lo especifica*

Alimento	Porción	Calorías	Grasa/Grasa saturada (gr)	Grasa Poli/ Mono (gr)	Fibra (gr)	Azúcares (gr)	Carotenoides (mcg o mg)	Potasio (mg)	*Grasa Omega-3	Ácidos grasos trans	Sodio
Martha's Vineyard Salad	1 porción	250	8/4.5	na	4	23	na	na	na	0	490
Jack in the Box:											
Side Salad (Ensalada para acompañar)	1 porción	50	3/1.5		2	3	na	210	na	0	290
Fazoli's:											
Chicken & Pasta Caesar Salad (Ensalada Caesar de pollo y pasta)	1 porción	370	13/3	na	3	7	na	na	na	0	920
Garden Salad	1 porción	30	0/0	na	2	4	na	na	na	0	20
Italian Chef Salad	1 porción	260	21/9	na	3	3	na	na	na	0	1450
Pasta Salad (Ensalada de pasta) c/aderezo	1 porción	600	26/7	na	5	13	na	na	na	0	2010
Side Pasta Salad (Ensalada de pasta para acompañar) c/aderezo	1 porción	240	10/3	na	2	4	na	na	na	0	580
McDonald's:											
Grilled Chicken Bacon Ranch Salad (Ensalada Ranch de tocino y pollo a la parrilla)	1 porción	250	10/4.5	na	3	3	na	763	na	0	930
California Cobb Salad sin pollo	1 porción	150	9/4.5	na	2	3	na	439	na	0	410

Alimento	Porción	Calorías	Grasa/Grasa saturada (gr)	Grasa Poli/Mono (gr)	Fibra (gr)	Azúcares (gr)	Carotenoides (mcg o mg)	Potasio (mg)	*Grasa Omega-3	Ácidos grasos trans	Sodio
Grilled Chicken Caesar Salad (Ensalada Caesar de pollo a la parrilla)	1 porción	100	2.5/1.5	na	2	3	na	783	na	0	820
Quizno's:											
Tuscan Chicken Salad (Ensalada de pollo toscana)	1 porción	326	6.3/1	na	4	na	na	na	na	des	na
Subway (Lower Fat) (Bajo en grasa):											
Jamón	1 porción	112	3/1	na	3	8	na	na	na	0	1270
Rosbif	1 porción	114	3/.5	na	3	8	na	na	na	0	910
Pechuga de pollo al horno	1 porción	137	3/.5	na	3	9	na	na	na	0	1010
Subway Club	1 porción	145	3.5/1	na	3	na	na	na	na	0	na
Atún c/mayonesa Light	1 porción	238	16/4	na	3	na	na	na	alto	0	na
Pechuga de pavo	1 porción	105	2/.5	na	3	7	na	na	na	0	1010
Pechuga de pavo & Jamón	1 porción	117	3/.5	na	3	8	na	na	na	0	1220
Veggie Delite (Delicia vegetal)	1 porción	50	1/0	na	3	7	na	na	na	0	510
Taco Bell:											
Ensalada de taco c/salsa	1 porción	850	52/14	na	16	10	na	na	na	+	1780
Ensalada de taco c/salsa, sin el taco	1 porción	400	22/10	na	15	9	na	na	na	0	1520

Alimento	Porción	Calorías	Grasa/Grasa saturada (gr)	Grasa Poli/ Mono (gr)	Fibra (gr)	Azúcares (gr)	Carotenoides (mcg o mg)	Potasio (mg)	*Grasa Omega-3	Ácidos grasos trans	Sodio
Wendy's:											
Caesar Side Salad (Ensalada Caesar para acompañar)	1 porción	110	5/2.5	na	1	1		na	na	0	190
Spring Mix Salad	1 porción	180	11/6	na	4	5		na	na	0	230
Mandarin Chicken Salad (Ensalada de pollo Mandarín)	1 porción	190	3/1	na	4	11		na	na	des	740
Ensalada para acompañar	1 porción	60	3/.5	na	2	4		na	na	0	21
Ensalada de taco	1 porción	380	19/10	na	8	8		na	na	des	1090
Sándwiches (Otros)											
Arby's:											
Arby-Q	1 porción	360	14/4	na	2	20	0	na	na	+	1210
Regular Roast Beef (Rosbif, normal)	1 porción	350	16/6	na	2	5	0	na	na	+	950
Roast Chicken Caesar (Pollo asado Caesar)	1 porción	820	38/9	na	5	na	0	na	na	+	na
Roast Turkey & Swiss (Pavo asado & Swiss)	1 porción	760	33/6	na	5	5	0	na	na	+	1790
Hardee's:											
Big Roast Beef (Gran trozo de rosbif)	1 porción	410	24/9	na	na	3	0	na	na	des	1290
Regular Roast Beef (Rosbif normal)	1 porción	310	16/6	na	na	2	0	na	na	des	860

Mariscos (incluyendo los sándwiches de pescado)

Alimento	Porción	Calorías	Grasa/Grasa saturada (gr)	Grasa Poli/ Mono (gr)	Fibra (gr)	Azúcares (gr)	Carotenoides (mcg o mg)	Potasio (mg)	*Grasa Omega-3	Ácidos grasos trans	Sodio
Hardee's:											
Fisherman's Fillet	1 sándwich	530	28/7	na	na	na	0	na	alto	des	na
Long John Silvers:											
Breaded Clams (Almejas rebozadas en pan)	1 orden	250	14/3.5	na	na	5	0	na	alto	des	1100
Country Style Breaded Fish (Pescado rebozado en pan estilo Country)	1 unidad	200	13/4	na	na	0	0	na	alto	des	700
Crabcake (Torta de cangrejo)	1 unidad	150	9/2	na	na	0	0	na	alto	des	390
Flatbread Sandwich (Fish) (Sándwich de pescado con pan plano)	1 sándwich	740	48/9	na	na	na	0	na	alto	des	na
Fish Sandwich (Sándwich de pescado)	1 sándwich	430	20/5	na	na	4	0	na	alto	des	1120
Lemon Crumb Fish (Pescado empanizado al limón)	2 unidades	240	12/4	na	na	na	0	na	alto	des	na
Lemon Crumb Fish Meal (Comida de pescado empanizado al limón)	1 comida	730	29/6	na	na	na	na	na	alto	des	na
Ultimate Fish Sandwich (Sándwich de pescado)	1 sándwich	480	25/10	na	na	4	na	na	alto	des	1310

Alimento	Porción	Calorías	Grasa/Grasa saturada (gr)	Grasa Poli/ Mono (gr)	Fibra (gr)	Azúcares (gr)	Carotenoides (mcg o mg)	Potasio (mg)	*Grasa Omega-3	Ácidos grasos trans	Sodio
McDonald's:											
Filet-O-Fish (Filete de pescado)	1 sándwich	470	2675	na	1	5	0	na	alto	+	245
Acompañamientos											
Arby's:											
Broccoli 'N Cheddar Baked Potato (Papa asada al horno con brócoli y Cheddar)	1 papa	540	24/12	na	7	6	na	na	alto	des	780
Deluxe Baked Potato (Papa asada al horno deluxe)	1 papa	650	34/20	na	6	5	na	na	na	0	750
Hardee's:											
Cole Slaw (Ensalada de repollo, zanahoria y cebolla con mayonesa)	1 porción	240	20/3	na	na	na	na	na	na	0	na
Mashed Potatoes (Puré de papas)	1 porción pequeña	70	t/t	na	na	1	na	na	na	0	410
Kentucky Fried Chicken:											
BBQ Baked Beans (Frijoles al horno con salsa barbecue)	5½ oz	190	3/1	na	6*SOL	22	na	na	na	0	720
Cole Slaw (Ensalada de repollo)	5 oz	232	13.5/2	na	3	13	na	na	na	0	300

180

Alimento	Porción	Calorías	Grasa/Grasa saturada (gr)	Grasa Poli/ Mono (gr)	Fibra (gr)	Azúcares (gr)	Carotenoides (mcg o mg)	Potasio (mg)	*Grasa Omega-3	Ácidos grasos trans	Sodio
Corn on the cob (Maíz en su mazorca)	5.7 oz	150	1.5/0	na	2	10	na	na	na	0	10
Green Beans (Habichuelas verdes)	4.7 oz	45	1.5	na	.5*SOL	2	na	na	na	0	460
Mashed Potatoes con gravy (Puré de papas, con salsa de carne)	4.8 oz	120	6/1	na	2	1	na	na	na	des	380
Mean Greens	5.4 oz	70	3/1	na	5	na	na	na	na	0	na
Long John Silvers:											
Cole Slaw (Ensalada de repollo)	4 oz	170	70/7	na	na	10	na	na	na	0	340
Corn Cobette (maíz en su mazarca)	1 mazorca	80	.5/0	na	na	6	na	na	na	0	0
Arroz	4 oz	180	4/.5	na	na	1	na	na	na	0	540
Taco Bell:											
Mexican Rice (Arroz mexicano)	4¾ oz	190	9/3.5	na	t* SOL	1	na	na	na	0	740
Pinto Bean 'n Cheese (Frijoles pinto y queso)	4½ oz	180	8/4	na	10*SOL	1	na	na	na	0	700
Wendy's:											
Baked Potato, Broccoli & Cheese (Papa al horno, brócoli y queso)	10 oz	470	14/3	na	9	6	na	na	alto	0	540
Baked Potato, Plain (Papa al horno, común)	10 oz	310	0/0	na	6	3	na	na	na	0	25

Sopas/Chili

Alimento	Porción	Calorías	Grasa/Grasa saturada (gr)	Grasa Poli/Mono (gr)	Fibra (gr)	Azúcares (gr)	Carotenoides (mcg o mg)	Potasio (mg)	*Grasa Omega-3	Ácidos grasos trans	Sodio
Fazoli's:											
Sopa Minestrone	1 porción	120	1/0	na	8	8	na	na	na	0	910
Long John Silvers:											
Sopa de almeja	1 plato	520	24/10	na	na	8	na	alto	na	des	810
Subway:											
De frijoles negros	1 taza	180	4.5/2	na	15*SOL	na	na	na	na	des	na
De arroz integral y silvestre c/pollo	1 taza	190	11/4.5	na	2	3	na	na	na	des	990
Chicken and Dumpling (De pollo y bolas de masas)	1 taza	130	4.5/2.5	na	1	2	na	na	na	des	1030
De crema de papa c/tocino	1 tazón	210	12/4	na	4	3	na	na	na	des	840
Golden Broccoli Cheese (De brócoli con queso)	1 taza	180	12/4	na	9	3	na	alto	na	des	1120
Minestrone	1 taza	70	1/0	na	0	1	na	na	na	des	1180
New England Clam Chowder (Sopa de almeja New England)	1 taza	140	4.5/1	na	1	1	na	alto	na	des	990
Potato Cheese Chowder (Sopa de papa con queso)	1 taza	210	10/7	na	2	na	na	na	na	des	na

Alimento	Porción	Calorías	Grasa/Grasa saturada (gr)	Grasa Poli/Mono (gr)	Fibra (gr)	Azúcares (gr)	Carotenoides (mcg o mg)	Potasio (mg)	*Grasa Omega-3	Ácidos grasos trans	Sodio
Roasted Chicken Noodle (De fideos con pollo asado)	1 taza	90	4/1	na	1	1	na	na	na	des	940
Tomato Bisque (Sopa de mariscos o pescado y tomate)	1 taza	90	2.5/.5	na	3	na	na	na	na	des	na
Sopa de vegetales y carne de res	1 taza	90	1.5/.5	na	2	3	na	na	na	des	1050
Wendy's:											
Chili, pequeño	8 oz	227	7/2.5	na	5*SOL	5	na	na	na	des	870
Chili, grande	12 oz	340	10/3.5	na	7*SOL	7	na	na	na	des	1310
Sándwiches submarinos											
Arby's:											
French Dip	1 sub	440	18/8	na	2	5	0	na	na	+	2040
Rosbif	1 sub	760	48/16	na	3	2	0	na	na	+	950
Pavo	1 sub	630	37/9	na	2	na	0	na	na	+	na
Fazoli's:											
Submarino Original	1 sub	1160	55/17	na	8	8	na	na	na	0	3320
Submarino de pavo	1 sub	990	34/10	na	7	8	0	na	na	0	2500
Submarino de vegetales	1 sub	1150	55/13	na	8	na	na	na	na	0	na
Quizno's:											
Honey Bourbon Sub	1 sub pequeño	329	6/1	na	3	45	0	na	na	0	1494

Alimento	Porción	Calorías	Grasa/Grasa saturada (gr)	Grasa Poli/Mono (gr)	Fibra (gr)	Azúcares (gr)	Carotenoides (mcg o mg)	Potasio (mg)	*Grasa Omega-3	Ácidos grasos trans	Sodio
Turkey Lite Sub (Submarino dietético de pavo)	1 sub pequeño	334	6/1	na	3	52	0	na	na	0	1909
Veggie Lite (Dietético de vegetales)	1 sub pequeño	300	6/1	na	5	na	na	na	na	0	na
Subway (Lowfat):											
Jamón	1 sub de 6"	261	4.5/1.5	na	3	8	0	na	na	0	1270
Pavo con mostaza, miel y pepino	1 sub de 6"	275	3.5/1	na	2	na	0	na	na	0	na
Rosbif	1 sub de 6"	264	4.5/1	na	3	8	0	na	na	0	910
Pechuga de pollo asada	1 sub de 6"	311	6/1.5	na	3	9	0	na	na	0	1010
Subway Club	1 sub de 6"	294	5/1.5	na	3	na	0	na	na	0	na
Pechuga de pavo	1 sub de 6"	254	3.5/1	na	3	7	0	na	na	0	1010
Pechuga de pavo y jamón	1 sub de 6"	267	4.5/1	na	3	8	0	na	na	0	1220
Delicia Vegetal	1 sub de 6"	200	2.5/.5	na	3	7	na	na	na	0	510
GRASAS & ACEITES											
Sebo res	1 cucharada	115	13/6	.51/5.3	0	0	0	0	na	0	0
Mantequilla											
Barra	1 porción	36	4/2.5	.15/1	0	0	24 mcg (BC)	1	na	0	29
Batida, en barra	1 porción	27	3/2	.1/.8	0	0	19 mcg (BC)	1	na	0	31
Batida, en envase de plástico	1 cd	67	7.6/4.7	na	0	0	47 mcg (BC)	2	na	0	78

Alimento	Porción	Calorías	Grasa/Grasa saturada (gr)	Grasa Poli/Mono (gr)	Fibra (gr)	Azúcares (gr)	Carotenoides (mcg o mg)	Potasio (mg)	*Grasa Omega-3	Ácidos grasos trans	Sodio
Mantequilla, Light:											
En barra	1 porción	25	2.8/1.7	.1/.79	0	0	58 mcg (BC)	4	na	0	23
Batida, en											
envase de plástico	1 cd	47	5/3.3	na	0	0	110 mcg (BC)	na	na	0	na
Mantequilla y margarina combinadas:											
En barra	1 porción	36	4/1.7	.9/1.6	0	0	33 mcg (BC)	2	na	++	na
En envase de plástico	1 cd	102	11.5/4	na	0	0	117 mcg (BC)	na	na	++	na
Substituto de la mantequilla, en polvo:											
Molly Mc Butter	1 cd	23	.1/0	na	0	0	0	na	na	0	na
Manteca de cerdo	1 cd	115	13/5	1.4/5.8	0	0	0	0	na	0	0
Margarina:											
De maíz, dura	1 porción	34	3.7/.7	.83/2.1	0	0	na	2	na	++	44
De maíz & soja	1 porción	34	3.7/.7	1.2/1.7	0	0	na	1	na	++	0
Líquida, soja	1 cd	102	11/2	5/4	0	0	na	13	na	+	111
Baja en calorías	1 cd	50	8/5.6	2.6/.85	0	0	na	2	na	+	80
Sin grasa	1 cd	5	.2/0	.26/1	0	0	0	8	na	0	125
De soja, dura	1 porción	34	3.8/.6	1.2/1.7	0	0	na	2	na	++	44
De soja, suave	1 cd	100	11/2.4	.3/1.8	0	0	na	1	na	+	48
Untable, extra Light											
(Weight Watchers)	1 cd	50	6/1	na	0	0	na	na	na	+	na
En barra, común	1 cd	99	11/2	3.2/5.2	0	0	41 mcg (BC)	3	na	++	92
Super light											
(Smart Beat)	1 cd	20	2/0	.66/.8	0	0	na	1	na	0	46
En envase de											
plástico	1 cd	102	11/2	3.9/5.1	0	0	117 mcg (BC)	5	na	++	153

Alimento	Porción	Calorías	Grasa/Grasa saturada (gr)	Grasa Poli/ Mono (gr)	Fibra (gr)	Azúcares (gr)	Carotenoides (mcg o mg)	Potasio (mg)	*Grasa Omega-3	Ácidos grasos trans	Sodio
Batida, en envase de plástico	1 cd	67	7.6/1.2	na	0	0	77 mcg (BC)	na	na	+	na
Untable parecida a la margarina											
40% de grasa	1 cd	50	5.6/.9	.59/.52	0	0	na	1	na	++	35
60% de grasa	1 cd	26	2.97.58	.34/.19	0	0	na	na	na	++	48
Manteca vegetal (Crisco)	1 cd	110	12/3	na	0	0	0	na	na	0	na
Untables de aceites vegetales											
I Can't Believe It's Not Butter	1 cd	90	10/2	na	0	0	118 mcg	na	na	++	na
Promise	1 cd	35	4/0	na	0	0	118 mcg	na	na	+	na
Squeezable	1 cd	80	9/1.5	na	0	0	na	na	na	+	na
Aceites:											
Canola	1 cd	122	13.6/1	4.1/8.2	0	0	na	na	alto	0	na
De maíz	1 cd	120	14/2	7.4/3.7	0	0	na	na	alto	0	na
** De semilla de lino	1 cd	120	13.6/1.3	9/2.7	0	0	0	na	alto	0	na
De semilla de uva	1 cd	120	13.6/1.3	9.5/2.2	0	0	na	na	alto	0	na
De oliva	1 cd	120	14/0	1.3/10	0	0	na	na	alto	0	na
De maní	1 cd	122	13.6/2.5	4.3/6.2	0	0	na	na	alto	0	na
Para palomitas de maíz	1 cd	120	14/2	4.3/6.2	0	0	na	na	alto	0	na
De cártamo, linoleico más del 70%	1 cd	120	13.6/.8	10/1.9	0	0	na	na	alto	0	na
De soja	1 cd	122	13.6/2	7.9/3.2	0	0	na	na	alto	0	na
De girasol	1 cd	120	13.6/1.4	4.9/6.3	0	0	na	na	alto	0	na

** Disponible en formulaciones altas lignan

Alimento	Porción	Calorías	Grasa/Grasa saturada (gr)	Grasa Poli/ Mono (gr)	Fibra (gr)	Azúcares (gr)	Carotenoides (mcg o mg)	Potasio (mg)	*Grasa Omega-3	Ácidos grasos trans	Sodio
Vegetal	1 cd	122	13.6/2	na	0	0		na	alto	0	na
De germen de trigo	1 cd	120	13.6/2.5	8.4/2	0	0		na	alto	0	na
PESCADOS & MARISCOS											
Anchoa, en lata con aceite de oliva	6 filetes	25	1.5/0	.5/.75	0	0	0	109	alto	0	734
Lubina, asado al horno o a las brasas	1 filete	90	3/.6	.84/1.1	0	0	0	283	alto	0	56
Bluefish	3 oz	135	4.6/1	.9/1.5	0	0	0	316	alto	0	51
Bagre, rebozado en pan, frito	3 oz	195	11/3	2.8/1	0	6.8	0	289	alto	des	238
Bagre, cocido	3 oz	129	7/1.5	.54/.93	0	0	0	356	alto	0	43
Almejas, en lata	¼ taza	50	1.5/.5	na	0	0	0	na	alto	0	na
Almejas, rebozadas en pan, fritas	½ taza	301	17.6/4.4	4.5/7.6	0	25.8	0	177	alto	des	556
Bacalao, Atlántico, cocido	3 oz	89	.7/.14	.25/.1	0	0	0	207	alto	des	66
Torta de cangrejo	1 torta	93	4.5/.9	1.4/1.7	0	0	0	194	alto	des	198
Cangrejo, Alaska King, cocido	3 oz	82	1.3/1.1	.46/.16	0	.29	0	223	alto	0	911
Cangrejo, azul, en lata	1 lata (6.5 oz)	124	1.5/.3	.55/.27	0	0	0	468	alto	0	416
Cangrejo, imitación	½ taza	80	1/0	na	0	0	0	na	alto	0	na
Pescado, en paquete: Rebozado en pan, congelado (Van de Kamp's)	2 unidades	280	18/3	na	0	na	0	na	alto	+	na

Alimento	Porción	Calorías	Grasa/Grasa saturada (gr)	Grasa Poli/ Mono (gr)	Fibra (gr)	Azúcares (gr)	Carotenoides (mcg o mg)	Potasio (mg)	*Grasa Omega-3	Ácidos grasos trans	Sodio
Varitas, rebozadas en pan, congeladas (Van de Kamp's)	4 unidades	200	12/2	na	0	na	0	na	alto	+	na
Platija, congelada, cocida	3 oz	88	1.7/0	.55/.24	0	0	0	292	alto	0	84
Mero, cocido	3 oz	100	1/.25	.34/.22	0	0	0	404	alto	0	45
Abadejo, cocido	3 oz	95	.8/.14	.3/.15	0	0	0	399	alto	0	87
Halibut, cocido	3 oz	119	2.5/.35	.8/.82	0	0	0	490	alto	0	59
Arenque, en vinagre	1 taza	367	25/3	2.3/16.7	0	0	0	97	alto	0	1218
Carne de langosta	1 taza	142	1/.5	.13/.23	0	0	0	510	alto	0	551
Caballa, cocida	3 oz	223	15/3.5	3.6/5.9	0	0	0	341	alto	0	71
Mahi Mahi (Peter Pan Seafoods)	Filetes 3.5 oz	85	.7/0	na	0	0	0	na	alto	un	na
Perca de océano, cocida	3 oz	103	1.8/.3	.46/.68	0	0	0	298	alto	0	82
Orange Roughy	3 oz	76	.8/.02	.01/.5	0	na	0	327	alto	0	69
Ostras: Rebozadas en pan, fritas	6 medianas	173	11/3	4.6/6.9	na	39.8	0	182	alto	+	677
En lata, ahumadas, en aceite de semillas de algodón (Reese)	1 lata	170	9/4	na	0	na	0	na	alto	0	na
Al natural	6 medianas	50	1.3/.4	.5/.13	0	4.65	0	104	alto	0	150
Al vapor	6 medianas	47	1.3/.4	na	0	na	0	na	alto	0	na
Pollock, cocido	1 filete	68	.7/.1	.93/.22	0	0	0	689	alto	0	166

Alimento	Porción	Calorías	Grasa/Grasa saturada (gr)	Grasa Poli/Mono (gr)	Fibra (gr)	Azúcares (gr)	Carotenoides (mcg o mg)	Potasio (mg)	*Grasa Omega-3	Ácidos grasos trans	Sodio
Salmón:											
Cocido	3 oz	175	11/2	3.8/3.8	0	0	31	326	alto	0	52
Rosado del Atlántico, en lata, sin sal	3.5 oz	140	6/2	2/1.8	0	0	0	323	alto	0	74
Ahumado	3 oz	120	6/2	na	0	na	0	na	alto	0	na
Sardinas:											
En lata, en salsa de mostaza (Underwood)	3.75 oz	220	16/0	na	0	na	0	na	alto	0	na
En lata, en aceite	3 oz	240	20/0	4.7/3.6	0	0	0	365	alto	0	465
En lata, en salsa de tomate (Underwood)	3.75 oz	220	16/0	1.9/4.3	0	.38	t	303	alto	0	368
En lata, en agua	3 oz	230	18/0	na	0	na	0	na	alto	0	na
Vieiras:											
Asadas al horno o a las brasas	1 taza	253	7.5/1.3	na	0	na	0	na	alto	0	na
Rebozadas en harina o en pan, fritas	6 unidades	386	19/5	6/12.5	.4	38.5	0	294	alto	+	919
Langostinos:											
Rebozados en pan, fritos	4 grandes	73	4/6	1.5/1.1	.11	3.44	0	68	alto	+	103
Mariposa, congelados (Gorton's)	4 oz	160	1/0	na	0	na	0	na	alto	0	na
En lata	10 langostinos	38	.6/.1	.2/.08	0	na	0	60	alto	0	48
Al vapor	4 grandes	22	.2/.06	.09/.04	0	na	0	40	alto	0	49
Pargo, cocido	1 filete	218	3/6	1.5/na	0	na	0	887	alto	0	97

Alimento	Porción	Calorías	Grasa/Grasa saturada (gr)	Grasa Poli/Mono (gr)	Fibra (gr)	Azúcares (gr)	Carotenoides (mcg o mg)	Potasio (mg)	*Grasa Omega-3	Ácidos grasos trans	Sodio
Lenguado, congelado, cocido (Gorton's)	5 oz	110	1/0	na	0	na	0	na	alto	0	na
Calamar, frito	3 oz	149	6/1.5	1.8/2.3	0	6.6	0	237	alto	0	260
Surimi	3 oz	84	.8/.15	.37/.13	0	0	0	95	alto	0	122
Pez espada, al horno	1 unidad	164	5.5/1.5	1.2/2.1	0	0	0	391	alto	0	122
Trucha	1 filete	118	5/1	1.2/2.6	0	0	0	287	alto	0	42
Atún:											
En lata en aceite, Light	3 oz	167	9/1.5	2.4/2.5	0	0	0	176	alto	0	301
En lata en agua, Light	3 oz	106	2/0	.29/.13	0	0	0	201	alto	0	287
En lata en agua, blanco	3 oz	123	2/0	.94/.67	0	0	0	na	alto	0	na
Filete (Sea Park)	6 oz	180	2/0	na	0	na	0	201	alto	0	320

HARINAS & GRANOS

Alimento	Porción	Calorías	Grasa/Grasa saturada (gr)	Grasa Poli/Mono (gr)	Fibra (gr)	Azúcares (gr)	Carotenoides (mcg o mg)	Potasio (mg)	*Grasa Omega-3	Ácidos grasos trans	Sodio
Harina de cebada	1 taza	511	2.3/.5	1.1/.3	4.4*SOL	1.2	na	457	na	0	6
Harina de maíz azul	1 taza	520	6/0	na	12	na	na	na	na	0	na
Harina de arroz integral	1 taza	574	4.4/.9	1.6/1.6	7	120.8	0	457	na	0	13
Harina de trigo sarraceno	1 taza	402	3.7/.8	1.1/1.1	12	3.1	na	692	na	0	13
Harina de algarrobo	1 taza	229	.7/.09	.22/.2	41	50	6 mcg (BC)	852	na	0	36
Harina de garbanzo	1 taza	339	6/.6	2.7/1.4	10*SOL	10	na	778	na	0	59
Harina de maíz, masa	1 taza	416	4/.6	2/1.1	11	.73	na	340	na	0	6
Harina de maíz, blanca, integral	1 taza	422	4.6/.6	2/1.2	11	.75	na	369	na	0	6
Harina de maíz, Amarilla, Integral	1 taza	422	4.5/.6	2/1.2	16	.75	na	369	na	0	6

Alimento	Porción	Calorías	Grasa/Grasa saturada (gr)	Grasa Poli/ Mono (gr)	Fibra (gr)	Azúcares (gr)	Carotenoides (mcg o mg)	Potasio (mg)	*Grasa Omega-3	Ácidos grasos trans	Sodio
Harina del graham	1 taza	360	20/0	na	16	na	na	na	na	0	na
Harina del kamut	1 taza	440	0/0	na	16	na	na	na	na	0	na
Harina de avena	1 taza	400	8/0	na	T	na	na	na	na	0	na
Harina de salvado de avena	⅓ taza	76	2.2/.4	.9/.7	.67*SOL	20	na	200	na	0	170
Harina de maní, desgrasada	1 taza	196	.3/.03	.8/.13	9.5	4.9	na	774	alto	01	08
Harina de maní, baja en grasa	1 taza	257	13/2	4.1/6.5	9.5	18.76	na	815	alto	0	1
Harina de papa	1 taza	571	.5/.15	.24/.01	9	5.6	na	1602	na	0	88
Harina de centeno, oscura	1 taza	415	3.5/.4	1.5/.42	29	1.33	na	934	na	0	1
Harina de centeno, liviana	1 taza	374	1.4/.14	.58/.16	15	1	na	238	na	0	2
Harina de centeno, media	1 taza	361	1.8/.2	.79/.21	15	1	na	347	na	0	3
Harina espelta	1 taza	440	4/0	na	8	na	na	na	na	0	na
Harina de semilla de girasol	1 taza	209	1/.08	.56/.16	3	22.9	na	43	alto	0	2
Harina mezcla de trigo y centeno	1 taza	439	2.4/.4	na	19	na	0	na	na	0	na
Harina blanca común, enriquecida	1 taza	455	1/.2	.52/.1	3.4	.34	0	134	na	0	3
Harina blanca, torta	1 taza	496	1/.2	.52/.1	2.4	.42	0	144	na	0	3
Harina blanca con levadura enriquecida	1 taza	442	1/.2	.51/.1	3.4	.27	0	155	na	0	1588
Harina blanca para tortilla	1 taza	450	12/4.5	1.7/5	na	74.5	na	111	na	0	751
Harina blanca, sin blanquear	1 taza	455	1/.2	.51/.1	3.4	.34	0	134	na	0	3
Harina de arroz blanco	1 taza	578	2/.6	.6/.7	4	.19	0	120	na	0	0
Harina integral	1 taza	407	2/.4	.93/.28	15	.49	0	486	na	0	6

Alimento	Porción	Calorías	Grasa/Grasa saturada (gr)	Grasa Poli/Mono (gr)	Fibra (gr)	Azúcares (gr)	Carotenoides (mcg o mg)	Potasio (mg)	*Grasa Omega-3	Ácidos grasos trans	Sodio
Granos											
Cebada perlada, cocida	1 taza	193	.7/.15	.34/.09	6*SOL	.44	7mcg (BC)	146	na	0	5
Arroz basmati, cocido	1 taza	230	4/0	na	0	na	0	na	na	0	na
Arroz integral instantáneo (Minute Rice)	1 taza	240	2/0	na	0	na	0	na	na	0	na
Arroz integral, grano largo, cocido	1 taza	216	2/.35	.63/.64	3.5	.68	0	154	na	0	2
Arroz integral, grano mediano, cocido	1 taza	218	1.6/.3	.58/.58	3.5	45.8	0	84	na	0	10
Arroz integral, grano corto, cocido	1 taza	na	na	na	na	na	0	na	na	0	na
Arroz Integral, español, cocido	1 taza	260	2.5/.5	na	5	na	na	na	na	0	na
Trigo Burgol, cocido	1 taza	151	.4/.07	.18/.06	8	.18	0	124	na	0	9
Salvado de maíz	1 taza	170	.7/.1	.32/.18	65*SOL	0	na	33	na	0	5
Cuscús, cocido	1 taza	176	.25/.05	.1/.03	2	.16	na	91	na	0	8
Cuscús, mezcla pilaf (pilaf mix), cocido	1 taza	196	0/0	na	0	na	na	na	na	0	na
Mijo, cocido	1 taza	207	2/3	na	2	na	0	na	na	0	na
Quinua	1 taza	636	10/1	4/2.6	10	117	na	1258	na	0	36
Centeno	1 taza	566	4/.5	1.9/.5	25	1.76	na	466	na	0	10
Semolina	1 taza	601	1.75/.25	.71/2	6.5	121	na	311	na	0	2
Salvado de trigo	¼ taza	30	.6/.09	.3/.09	7*SOL	.06	0	171	na	0	0
Germen de trigo	2 cd	50	.3/.2	.82/.2	2*SOL	7.15	0	123	Alto	0	2
Trigo											
Rojo duro	1 taza	632	4/.6	1.2/3.8	23	.79	0	697	na	0	4
Blanco duro	1 taza	657	3/.5	1.4/3.9	na	.79	0	829	na	0	4

Alimento	Porción	Calorías	Grasa/Grasa saturada (gr)	Grasa Poli/ Mono (gr)	Fibra (gr)	Azúcares (gr)	Carotenoides (mcg o mg)	Potasio (mg)	*Grasa Omega-3	Ácidos grasos trans	Sodio
Rojo blando	1 taza	556	2.6/.5	2.9/3	21	124	0	667	na	0	3
Blanco blando	1 taza	571	3/.6	1.4/3.8	21	.69	0	731	na	0	3
Brotes	1 taza	214	1.4/.2	.29/.3	1	45.9	0	183	na	0	17
Arroz blanco, instantáneo, cocido	1 taza	162	.3/.1	.6/.16	1	.08	0	.08	na	0	.07
Arroz blanco, grano largo, cocido con sal	1 taza	205	.44/.12	.12/.14	0	.08	0	55	na	0	604
Arroz blanco, grano mediano, cocido	1 taza	242	.4/.1	.1/.12	.6	58/9	0	53	na	0	0
Arroz blanco, grano corto, cocido	1 taza	242	.35/.09	.1/.1	na	33.2	0	54	na	0	0
Arroz blanco, español o mexicano	1 taza	216	4/.6	na	3	na	689 mcg (BC)	na	na	0	na
Arroz silvestre, cocido	1 taza	166	.6/.08	.35/.08	3	1.2	0	166	na	0	5

FRUTAS

Alimento	Porción	Calorías	Grasa/Grasa saturada (gr)	Grasa Poli/ Mono (gr)	Fibra (gr)	Azúcares (gr)	Carotenoides (mcg o mg)	Potasio (mg)	*Grasa Omega-3	Ácidos grasos trans	Sodio
Cerezas acerola, al natural	1 taza	31.4	.3/.1	na	1.1	na	453 mcg (BC)	na	na	0	na
Manzana:											
Al natural (3¼ diámetro), con piel	1 fruta	81	.36/.1	.1/.01	4*SOL	22	41 mcg (AC)	227	na	0	2
Al natural (3¼ diámetro), sin piel	1 fruta	63	.34/t	.04/t	2*SOL	12.9	41 mcg (BC)	115	na	0	0
Deshidratada	5 pedazos	78	.1/t	.03/t	3*SOL	18.3	na	144	na	0	28
Salsa de manzana, sin sal, endulzada	1 taza	194	.5/.1	.14/.02	3*SOL	42	16 mcg (BC)	156	na	0	8

Alimento	Porción	Calorías	Grasa/Grasa saturada (gr)	Grasa Poli/ Mono (gr)	Fibra (gr)	Azúcares (gr)	Carotenoides (mcg o mg)	Potasio (mg)	*Grasa Omega-3	Ácidos grasos trans	Sodio
Salsa de manzana, sin sal, sin endulzar	1 taza	105	.1/0	.03/t	3*SOL	24.6	44 mcg (BC)	183	na	0	5
Albaricoques:											
Fresco	1 fruta	17	.14/0	.03/.06	.9	3.23	894 mcg (BC)	91	na	0	0
Enlatado, con almíbar espeso	1 taza	214	.21/0	.04/.08	4	51.3	2 mg (BC)	361	na	0	10
En lata, envasado con jugo	1 taza	117	.1/0	.02/.04	4	26.2	2.5 mg (BC)	403	na	0	10
En lata, con almíbar liviano	1 taza	159	.1/0	.02/.05	4	37.7	2 mg (BC)	349	na	0	10
En lata, envasado con agua	1 taza	66	.4/0	.07/.17	4	11.6	1.5 mg (BC)	467	na	0	17
Deshidratado	10 mitades	83	.16/0	.02/.17	3	18.6	1.5 mg (BC)	390	na	0	14
Aguacate, California	1 EA.	278	26.5/4.2	3.1/17	8.7	.52	663 mcg (BC)	877	na	0	14
Aguacate, Florida	1 c/u	489	30/7.4	5/17	15	7.4	1.1 mg (BC)	1067	na	0	6
Banana (8" largo)	1 fruta	109	.57/.2	.1/.04	3*SOL	16.6	56 mcg (BC)	487	na	0	1
Rodajas de banana frita, deshidratada	10 chips	51	.9/.7	.06/.2	.9*SOL	3.5	23 mcg (BC)	53	na	0	1
Mora, al natural	1 taza	75	.56/0	0/.07	7.6	7	138 mcg (BC)	233	na	0	1
Arándano:											
Al natural	1 taza	81	.55/0	.2/.07	4	14.4	87 mcg (BC)	112	na	0	1
Congelado, endulzado	1 taza	186	.3/0	.13/t	5	45	55 mcg (BC)	138	na	0	2
Congelado, sin endulzar	1 taza	79	1/0	.43/.14	4.2	13	46 mcg (AC) 74 mcg (BC)	84	na	0	2
Cerezas, al natural	10 cerezas	49	0/0	0/0	1.5	13	518 mcg (BC)	268	na	0	5
Cerezas, envasadas con agua	1 taza	114	.3/.1	.09/.08	2.7	25.4	238 mcg (BC)	325	na	0	2
Arándanos rojos al natural	1 taza	46	.2/0	.05/.02	4	3.8	29 mcg (BC)	81	na	0	2

Alimento	Porción	Calorías	Grasa/Grasa saturada (gr)	Grasa Poli/ Mono (gr)	Fibra (gr)	Azúcares (gr)	Carotenoides (mcg o mg)	Potasio (mg)	*Grasa Omega-3	Ácidos grasos trans	Sodio
Grosellas, negras	1 taza	123	t/0	t/t	5.4	17.2	80 mcg (BC)	361	na	0	2
Grosellas, rojas	1 taza	67	t/0	t/t	4.5	8.25	80 mcg (BC)	308	na	0	1
Dátiles, enteros sin carozo	5 dátiles	114	.19/t	t/t	3	79.76	14 mcg (BC)	835	na	0	4
Dátiles, cortados	1 taza	490	1/t	.03/.06	13	112.8	na	1168	na	0	1
Higos, deshidratados	2 higos	42	.16/.02	.06/.03	4.6	8	30 mcg (BC)	114	na	0	2
Higos, enlatados, almíbar liviano	1 taza	174	.3/.1	.12/.05	4.5	46.7	60 mcg (BC)	257	na	0	3
Cóctel de frutas, almíbar espeso	1 taza	181	.17/0	.08/.03	2.5*SOL	44.4	298 mcg (BC)	218	na	0	15
Cóctel de frutas, envasado con jugo	1 taza	109	.02/0	t/t	2.4*SOL	25.7	441 mcg (BC)	225	na	0	9
Cóctel de frutas, almíbar liviano	1 taza	140	.2/0	.07/.03	2.4*SOL	33.7	305 mcg (BC)	215	na	0	15
Cóctel de frutas, envasado con agua	1 taza	39.4	.1/0	.05/.02	1.1*SOL	17.8	185 mcg (BC)	223	na	0	9
Pomelo: Rosado (3¾" diámetro)	1 mitad	37	.12/0	.02/.01	1.3*SOL	9	741 mcg (BC) 1.8 mg (LYC)	159	na	0	1
Blanco (3¾" diámetro)	1 mitad	39	.12/0	.02/.01	1.3*SOL	9	741 mcg (BC) 1.8 mg (LYC)	159	na	0	1
Gajos en lata, almíbar liviano	1 taza	152	.25/0	.06/.03	1*SOL	38	0	328	na	0	5
Gajos en lata, envasados con agua	1 taza	88	.2/0	.6/.03	1*SOL	21	0	322	na	0	5
Uvas, rojas	1 taza	114	.93/.3	.08/t	1.6	24.8	67 mcg (BC)	306	na	0	3

Alimento	Porción	Calorías	Grasa/Grasa saturada (gr)	Grasa Poli/ Mono (gr)	Fibra (gr)	Azúcares (gr)	Carotenoides (mcg o mg)	Potasio (mg)	*Grasa Omega-3	Ácidos grasos trans	Sodio
Uvas, blancas	1 taza	114	.93/.3	.08/t	1.6	24.8	67 mcg (BC)	306	na	0	3
Guayaba	1 media	46	.5/.2	.2/.05	5	4.9	427 mcg (BC)	229	na	0	1
Kiwi, al natural	1 fruta	46	2.6/0	.2/.04	2.6	6.8	82 mcg (BC)	237	na	0	2
Limón, fresco, sin cáscara	1 fruta	17	1.6/0	.05/t	1.6*SOL	1.4	10 mcg (BC)	80	na	0	1
Mango, en dados	1 taza	107	.45/.1	.08/.17	3	24.4	3.8 mg (BC)	257	na	0	3
Melón:											
Cantalupo	½ melón	24	.19/0	.13/t	.55	12	1.3 mg (BC)	417	na	0	25
Casaba	1 taza	44	.2/0	.07/t	1.4	9.7	31 mcg (BC)	309	na	0	na
De pulpa muy dulce (honeydew)	⅛ melón	56	.2/0	.07/t	1	19	38 mcg (BC)	285	na	0	23
Nectarina, (2½" diámetro)	1 fruta	67	.63/.1	.15/.12	2*SOL	10.7	604 mcg (BC)	273	na	0	0
Naranja, mediana	1 fruta	62	.16/0	.03/.11	3*SOL	12	165 mcg (BC) 160 mcg (BCR) 245 mcg (LU+Z)	237	na	0	0
Gajos de naranja, en lata, envasados con jugo	1 taza	93	.3/0	na	3.4*SOL	na	236 mcg (BC)	na	na	0	na
Gajos de naranja, al natural	1 taza	85	.22/0	.04/.11	4*SOL	16.8	na	326	na	0	0
Papaya, en dados	1 taza	55	.2/t	.04/.05	2.5	8.3	386 mcg (BC) 1 mg (BCR)	360	na	0	4
Papaya, entera	1 fruta	119	.43/t	.09/.1	5.5	17.9	510 mcg (BC)	781	na	0	9
Maracuyá	1 fruta	18	.1/0	na	2	na	76 mcg (BC)	na	na	0	na
Duraznos:											
Naturales, medianos	1 fruta	42	.25/.02	.08/.07	2	8.2	317 mcg (BC)	186	na	0	0
En lata, almíbar espeso	1 taza	194	.26/t	.1/.09	3.4	45.4	875 mcg (BC)	206	na	0	10
En lata, envasados con jugo	1 taza	109	.07/0	.04/.03	3	26	570 mcg (BC)	320	na	0	10

Alimento	Porción	Calorías	Grasa/Grasa saturada (gr)	Grasa Poli/Mono (gr)	Fibra (gr)	Azúcares (gr)	Carotenoides (mcg o mg)	Potasio (mg)	*Grasa Omega-3	Ácidos grasos trans	Sodio
En lata, envasados con agua	1 taza	59	.1/0	.07/.05	3	11.7	776 mcg (BC)	242	na	0	7
Secos	3 mitades	93	.3/0	.15/.11	3	21.9	518 mcg (BC)	413	na	0	3
Congelados, en rodajas, endulzados	1 taza	235	.3/0	.16/.12	4.5	55	420 mcg (BC)	325	na	0	15
Congelados, en rodajas	1 taza	107	.2/0	na	5	na	767 mcg (BC)	na	na	0	na
Peras:											
Al natural, medianas	1 fruta	98	.66/0	.05/.04	4*SOL	16	45 mcg (BC)	198	na	0	2
En lata, almíbar espeso	1 taza	197	.35/0	.08/.07	4*SOL	40.4	3 mcg (BC)	173	na	0	13
En lata, envasadas con jugo	1 taza	124	.17/0	.04/.03	4*SOL	24	14 mcg (BC)	238	na	0	10
En lata, envasadas con agua	1 taza	71	.1/0	.02/.03	4*SOL	15	0	129	na	0	5
Secas	10 c/u.	459	1/t	.3/.24	13*SOL	104	na	987	na	0	11
Caqui o persimonio, mediano	1 fruta	67	0/0	0/0	3.6	21	1.2 mcg (BC) 1.5 mg (BCR) 834 mcg (LU+Z)	270	na	0	2
Piña:											
Trozos al natural	1 taza	76	.67/0	.06/.02	2*SOL	8.4	19 mcg (BC)	178	na	0	2
En lata, almíbar espeso	1 taza	195	.3/0	.1/.03	3*SOL	42.9	15 mcg (BC)	264	na	0	3
En lata, envasada con jugo	1 taza	150	.2/0	.07/.02	2*SOL	36	60 mcg (BC)	304	na	0	2
En lata, almíbar liviano	1 taza	131	.3/0	.1/.03	2*SOL	31.9	15 mcg (BC)	265	na	0	3
En lata, envasada con agua	1 taza	79	.2/0	.08/.03	2*SOL	18.4	30 mcg (BC)	312	na	0	2
Plátano, al natural	1 fruta	218	.66/t	.1/.06	4*SOL	26.8	na	893	na	0	7
Plátano, cocido	1 taza	176	.28/t	.05/.02	3.5*SOL	21.6	na	716	na	0	8
Ciruela											
Al natural, mediana	1 fruta	36	.41/0	.03/.09	1	6.5	127 mcg (BC)	104	na	0	0

Alimento	Porción	Calorías	Grasa/Grasa saturada (gr)	Grasa Poli/Mono (gr)	Fibra (gr)	Azúcares (gr)	Carotenoides (mcg o mg)	Potasio (mg)	*Grasa Omega-3	Ácidos grasos trans	Sodio
En lata, almíbar espeso	1 taza	230	.26/0	.05/.16	2.5	39.5	403 mcg (BC)	170	na	0	35
En lata, envasada con jugo	1 taza	146	.05/0	.01/.03	2.5	35.8	1.5 mg (BC)	388	na	0	3
En lata, almíbar liviano	1 taza	159	.3/0	.06/.17	2.5	38.7	393 mcg (BC)	234	na	0	50
En lata, envasada con agua	1 taza	102	0/0	0/0	2.5	25	1.4 mg (BC)	314	na	0	2
Granada, al natural	1 fruta	105	.5/.1	.1/.07	.9	25.5	0	399	na	0	5
Ciruela pasa											
Seca, sin carozo, sin cocer	5 ciruelas pasas	100	.22/0	.03/.02	3	16	502 mcg (BC)	307	na	0	1
Guisada	1 taza	265	.57/0	.15/.45	16	83	461 mcg (BC)	988	na	0	6
Pasas de uva	1 paquete	42	.06/t	t/t	na	8.3	na	105	na	0	2
Frambuesas											
Al natural	1 taza	60	.68/0	.38/.06	8	4.4	15 mcg (AC) 96 mcg (BC)	151	na	0	1
Congeladas, endulzadas	1 taza	258	.4/0	.2/.04	11	54.4	90 mcg (BC)	285	na	0	3
Congeladas, sin endulzar	1 taza	123	1.4/0	na	17	na	185 mcg (BC)	na	na	0	na
Ruibarbo, en lata											
Almíbar liviano	1 taza	220	.2/.1	na	3.5	na	120 mcg (BC)	na	na	0	na
Ruibarbo, cocido	1 taza	278	.5/.1	na	4	na	108 mcg (BC)	na	na	0	na
Fresas:											
Al natural	1 taza	50	.61/0	.26/.07	4	3.3	8 mcg (AC) 30 mcg (BC)	254	na	0	2
Congeladas, endulzadas	1 taza	222	.33/0	.1/.03	5	10	38 mcg (BC)	327	na	0	4
Congeladas, sin endulzar	1 taza	77	.2/0	.16/.05	5	61	53 mcg (BC)	250	na	0	8
Tangelo	1 fruta	45	.1/0	na	2.3*SOL	nd	120 mcg (BC)	na	na	0	na

Alimento	Porción	Calorías	Grasa/Grasa saturada (gr)	Grasa Poli/Mono (gr)	Fibra (gr)	Azúcares (gr)	Carotenoides (mcg o mg)	Potasio (mg)	*Grasa Omega-3	Ácidos grasos trans	Sodio
Mandarina, mediana	1	37	.16/0	.05/.11	2*SOL	8.9	464 mcg (BC) 407 mcg (BCR) 204 mcg (LU+Z)	139	na	0	2
Mandarina, en lata, almíbar ligero	1 taza	154	.25/0	.05/.04	1.7*SOL	39	1.3 mg (BC)	197	na	0	15
Mandarina, envasada con jugo	1 taza	92	.1/0	.01/.11	1.7*SOL	22	1.3 mg (BC)	331	na	0	12
Sandía, trozo grande	1	92	1/.1	.1/.1	1.4	17.7	844 mcg (BC) 14 mg (LYC)	320	na	0	3
GANSO											
Asado al horno:											
Carne y piel	1 taza	427	31/10	3.5/14	0	0	0	461	na	0	98
Sólo carne	1 taza	340	18/6.5	2/.6	0	0	0	555	na	0	109
Paté	1 cd	60	5.7/1.8	3.3/1.9	0	.61	0	18	na	0	91
BARRAS DE CEREALES											
Chewy	1 barra	126	5/2	1.5/1	1.3	18.8	na	91	na	+	78
Chewy con chips de chocolate (Quaker Oats)	1 barra	127	5/4	na	1	na	na	na	na	+	na
Chewy con coco	1 barra	195	7.6/5.5	.7/.8	1	11.8	2 mcg (BC)	140	na	+	120
Cubierta de chocolate (Avena Quaker)	1 barra	130	6/3	na	1	na	2.4 mcg (BC)	na	na	+	na
Cubierta de chocolate (Sweet Success)	1 barra	153	7/3	na	1	na	3 mcg (BC)	na	na	+	na

Alimento	Porción	Calorías	Grasa/Grasa saturada (gr)	Grasa Poli/Mono (gr)	Fibra (gr)	Azúcares (gr)	Carotenoides (mcg o mg)	Potasio (mg)	*Grasa Omega-3	Ácidos grasos trans	Sodio
Cubierta de chocolate, con frutos secos	1 barra	178	11/6	.7/2.4	1	19.7	2.4 mcg (BC)	125	alto	+	71
Coco, cubierta de chocolate	1 barra	198	13/9	na	2.4	na	5 mcg (BC)	na	na	+	na
Frutas y frutos secos, baja en grasa (Nature's Valley)	1 barra	106	2/.2	na	1.5	na	284 mcg (BC)	na	na	0	na
Frutas, frutos secos y avena, baja en grasa (Kellogg's)	1 barra	80	1/.2	na	1	na	213 mcg (BC)	na	na	+	na
Sin cobertura de chocolate (Quaker Oats)	1 barra	131	6/1	na	1	na	t (BC)	na	na	+	na
Sin grasa (Health Valley, libre de grasa)	1 barra	142	.4/.1	na	3	na	129 mcg (BC)	na	na	0	na
Turrón (Nature's Valley Granola Cluster)	1 barra	138	4.5/2	na	1.4	na	2.4 mcg (BC)	na	na	0	na
Mantequilla de maní (Nature's Valley)	1 barra	90	3/.5	na	1	na	na	na	na	0	na
Maníes y germen de trigo	1 barra	206	9/1	na	2	na	8 mcg (BC)	na	na	des	na
Común (plain)	1 barra	115	5/.6	3.4/1.2	1.3	18	na	94	na	des	82
En base a arroz (Kellogg's Rice Krispies bar)	1 barra	119	5/1.5	na	1	na	0	na	na	+	na
Trail Mix chewy (Quaker)	1 barra	130	5/0	na	t	na	na	na	na	+	na
Con cobertura de yogurt	1 barra	96	3/1	na	2.2	na	t (BC)	na	na	des	na

Alimento	Porción	Calorías	Grasa/Grasa saturada (gr)	Grasa Poli/Mono (gr)	Fibra (gr)	Azúcares (gr)	Carotenoides (mcg o mg)	Potasio (mg)	*Grasa Omega-3	Ácidos grasos trans	Sodio
PERROS CALIENTES											
Carne de res	1	185	17/7	.5/7.4	0	1.8	0	76	na	0	600
Carne de res y de cerdo	1	189	17/6	1.5/7.8	0	0	0	95	na	0	638
Carne de res, baja en grasa	1	136	11/5	.3/.4	0	0	0	125	na	0	455
Carne de res y de cerdo, sin grasa	1	92	6/2	.5/.25	0	0	0	86	na	0	716
Pollo	1	150	11/3	1.8/3.8	0	0	0	38	na	0	617
Carne de pollo, res y cerdo	1	175	15/5	na	0	na	0	na	na	0	na
Light (Oscar Mayer)	1	110	8/3.5	.57/4.3	0	1.2	0	229	na	0	615
Carne y aves, libre de grasa (Ballpark o Oscar Mayer)	1	40	0/0	0/0	0	1.9	0	234	na	0	464
Carne y aves, baja en grasa (Healthy Choice)	1	72	1.6/.6	na	0	na	0	na	na	0	na
Sin carne	1	140	7/1	5.5/2.7	0	0	0	69	na	0	330
Cerdo light (Oscar Mayer)	1	111	8.5/3	1.2/3.8	0	.86	0	226	na	0	591
Cerdo y pavo (Oscar Mayer)	1	145	13/4	1.9/6.2	0	.81	0	73	na	0	445
3% de grasa (Hormel)	1	45	1/0	na	0	na	0	na	na	0	na
Pavo	1	132	10/3.4	2.5/2.5	0	0	0	81	na	0	642
Pavo y pollo (Louis Rich)	1	85	6/2	1.4/2.5	0	.68	0	72	na	0	511
HELADO Y POSTRES CONGELADOS (REDUCIDOS EN GRASA)											
Creamsicle (Carbsmart)	1 barra	20	1/1	na	0	0	na	na	na	0	0
Barra de fudge (Healthy Choice)	1 barra	80	1/.5	na	0	2	na	200	na	0	60
Barra de fudge (Skinny Cow)	1 barra	100	0/0	na	1	1	na	na	na	0	70

Alimento	Porción	Calorías	Grasa/Grasa saturada (gr)	Grasa Poli/ Mono (gr)	Fibra (gr)	Azúcares (gr)	Carotenoides (mcg o mg)	Potasio (mg)	*Grasa Omega-3	Ácidos grasos trans	Sodio
Barra de fudge (Weight Watchers)	1 barra	10	1/.5	na	5	16	na	260	na	0	70
Barra de helado Cookies & Cream (Weight Watchers)	1 barra	140	5/1.5	na	4	14	na	na	na	0	95
Barra de helado, Sundae (Weight Watchers)	1 barra	140	4/3	na	4	14	na	na	na	0	85
Barra de helado, baja en grasa mocha swirl (Healthy Choice)	1 barra	90	1.5/1	na	1	14	na	na	na	0	50
Barra de helado, fresa (Healthy Choice)	1 barra	90	1/.5	na	1	13	na	na	na	0	40
Sándwich de helado de chocolate (Weight Watchers)	1 sándwich	140	2/1	na	4	13	na	150	na	0	140
Sándwich de helado de vainilla (Weight Watchers)	1 sándwich	140	2/.5	na	4	12	na	105	na	0	140
Klondike, sin grasa, chocolate	1 barra	130	1.5/0	na	3	14	na	na	na	0	120
Klondike, sin grasa, vainilla	1 barra	130	1.5/0	na	3	14	na	na	na	0	120
Klondike, vainilla, Carbsmart	1 barra	170	15/11	na	2	5	na	na	na	0	40
Barra de fruta, congelada, sin grasa, naranja (Tropical Swirls)	1 barra	60	2/1	na	1	3	na	na	na	0	30

Alimento	Porción	Calorías	Grasa/Grasa saturada (gr)	Grasa Poli/ Mono (gr)	Fibra (gr)	Azúcares (gr)	Carotenoides (mcg o mg)	Potasio (mg)	*Grasa Omega-3	Ácidos grasos trans	Sodio
Barra de fruta, congelada, sin grasa, rasp (Tropical Swirls)	1 barra	60	2/1	na	1	3	2.4 mcg (BC)	na	na	0	35
Helado, chocolate (Healthy Choice)	4 oz	130	2/1	na	1	17	4 mcg (BC)	na	na	0	70
Helado, mantequilla de maní, bajo en grasa (Healthy Choice)	½ taza	120	2/1	na	1	17	na	na	na	0	70
Helado, vainilla (Healthy Choice)	4 oz	120	2/1	na	1	17	na	na	na	0	70
CORDERO											
Chuleta	1 chuleta mediana	345	27/12	na	0	0	0	na	na	0	0
Pata, asada al horno	3 oz	199	12/6	.47/4.7	0	0	0	266	na	0	57
Costilla, asada al horno	3 oz	290	23/10	1.7/9.8	0	0	0	235	na	0	63
Paletilla, asada	3 oz	241	16.3/6.8	1.3/6.6	0	0	0	211	na	0	57
Mollejas	3 oz	148	3.6/1.3	na	0	0	0	na	na	0	na
LECHE Y BEBIDAS LÁCTEAS											
Suero de leche, cultivado	1 taza	90	1/0	.02/.2	0	1.6	0	55	na	0	26
Leche chocolatada:											
1%	1 taza	158	2.5/1.5	.04/.7	1.25	25	0	423	na	0	150
2%	1 taza	190	5/0	1.5/3	0	25	0	458	na	0	154
Entera	1 taza	210	8/0	.49/2	0	31.7	0	418	na	0	150

Alimento	Porción	Calorías	Grasa/Grasa saturada (gr)	Grasa Poli/Mono (gr)	Fibra (gr)	Azúcares (gr)	Carotenoides (mcg o mg)	Potasio (mg)	*Grasa Omega-3	Ácidos grasos trans	Sodio
Leche:											
Instantánea descremada (deshidratada), preparada	1 taza	80	0/0	0/0	0	12	0	389	na	0	125
Baja calorías (1%)	1 taza	100–104	2/1.5	.08/7	0	11.8	0	407	na	0	127
Sin grasa	1 taza	90	.6/.4	t/.2	0	12.7	0	366	na	0	107
Reducido en grasas (2%)	1 taza	121	4.6/1.3	.2/1.4	0	12.3	0	366	na	0	100
Entera	1 taza	150	8/5	.5/2	0	12.8	0	349	na	0	98
Leche, evaporada:											
Baja en grasas (Carnation)	½ taza	110	3/2	na	0	na	0	na	na	0	na
Normal (Carnation)	½ taza	170	10/0	na	0	na	0	na	na	0	na
Leche, de cabra	1 taza	168	10/3	.4/2.7	0	11	0	498	na	0	122
Endulzada, condensada	1fl.oz	123	3.3/2	.1/.9	0	20	0	142	na	0	49
Bebidas lácteas:											
Ponche de huevo, sin alcohol	1 taza	350	17/0	.9/5.7	0	137	0	419	na	0	137
Cacao caliente, preparado con agua (Swiss Miss)	1 paquete	110	3/1.3	na	0	102	0	94	na	0	102
Cacao caliente, preparado con agua, sin azúcar (Nestlé)	1 paquete	55	.43/.01	.1/.8	.36	142	0	288	na	0	142
Desayuno instantáneo, con leche 2%	1 paquete	131	7.3/.2	.1/.1	na	142	0	350	na	0	142
Desayuno instantáneo, con leche 2%, sin azúcar	1 paquete	72	1/.4	.2/.4	na	143	0	341	na	0	143
Leche malteada, fortificada, preparada con leche entera	1 taza	225	9/5.5	.56/.2	.27	191	0	530	na	0	191

Alimento	Porción	Calorías	Grasa/Grasa saturada (gr)	Grasa Poli/ Mono (gr)	Fibra (gr)	Azúcares (gr)	Carotenoides (mcg o mg)	Potasio (mg)	*Grasa Omega-3	Ácidos grasos trans	Sodio
Batido de chocolate	11 oz	356	8/5	.3/.19	.9	347	0	700	na	des	347
Batido de vainilla	11 oz	350	9.5/6	.35/2.7	0	297	0	573	na	des	297

FRUTOS SECOS, SEMILLAS & PRODUCTOS

Alimento	Porción	Calorías	Grasa/Grasa saturada (gr)	Grasa Poli/ Mono (gr)	Fibra (gr)	Azúcares (gr)	Carotenoides (mcg o mg)	Potasio (mg)	*Grasa Omega-3	Ácidos grasos trans	Sodio
Almendras:											
Mantequilla	1 cd	101	9.5/.9	na	.6	na	0	na	alto	0	na
Asadas secas, saladas	22 frutos (1 oz)	169	15/1	3.6/9.5	3.4	1.3	0	211	alto	0	96
Asadas con aceite, saladas	22 frutos (1 oz)	172	16/1.2	3.8/9.7	3	1.3	0	198	alto	0	96
En astillas	1 taza	624	55/4	13/34	13	5.2	0	786	alto	0	1
Frutos secos de Brazil	6–8 frutos	186	19/5	5.8/6.9	1.5	.66	0	187	alto	0	1
Castañas de cajú o marañones:											
Mantequilla	1 cd	94	8/1.6	1.3/4.7	.32	.8	0	87	alto	0	98
Asadas secas, saladas	18 frutos (1 oz)	163	13/2.6	2.2/7.7	.85	1.4	0	160	alto	0	181
Asadas con aceite, saladas	18 frutos (1 oz)	164	14/3	2.4/7.3	1	1.4	0	179	alto	0	87
Castañas	10 frutos	206	2/.3	.28/.6	4.3	49	10 mcg (BC)	447	alto	0	3
Coco:											
2x2x½"	1 porción	159	15/13	.16/6	4	2.8	0	160	alto	0	9
Rayado, endulzado	1 oz	135	9/8	na	1.2	na	0	na	alto	0	na
Rayado, sin endulzar	1 oz	187	18/16	na	4.6	na	0	na	alto	0	na
Semilla de lino	1 cd	59	4/.4	2.7/.8	3.4	.13	0	82	alto	0	4
Avellanas	10 frutos	88	8.5/.6	1/6.4	1.4	.6	6.6 mcg (BC)	95	alto	0	0

Alimento	Porción	Calorías	Grasa/Grasa saturada (gr)	Grasa Poli/Mono (gr)	Fibra (gr)	Azúcares (gr)	Carotenoides (mcg o mg)	Potasio (mg)	*Grasa Omega-3	Ácidos grasos trans	Sodio
Nuez de Macadamia:											
Asadas secas, saladas	10–12 nueces(1 oz)	203	22/4	.4/16.8	2.3	1.17	1.8 mcg (BC)	103	alto	0	75
Frutos secos mezclados:											
Asados secos, salados	1 oz	168	15/2	3/8.9	2.5	1.32	1.8 mcg (BC)	169	alto	0	190
Asados con aceite, saladas	1 oz	174	16/2.6	3.8/9	1.6	1.2	3.6 mcg (BC)	165	alto	0	119
Maníes											
Hervidos	30 maníes (1 oz)	89	6/.9	1.9/3	2.5	.69	0	50	alto	0	210
Asados secos, salados	1 oz	166	14/2	4.4/6.8	2.3	1	0	187	alto	0	230
Asados con miel	1 oz	153	12/2	na	2.3	4.9	0	na	alto	0	na
Asados con aceite	1 oz	163	14/2	4/7	2.6	1	0	196	alto	0	86
Españoles, asados con aceite	1 oz	164	14/2	4.8/6.2	2.5	1	0	220	alto	0	123
Mantequilla de maní:											
Con trozos grandes, sin sal	2 cd	188.5	16/3	4.7/7.9	na	2.7	33 mg	238	alto	des	5
Reducida en grasa	2 cd	187	12/2.6	3.6/5.6	na	2.7	na	234	alto	des	189
Suave	2 cd	190	16/3	4.4/7.6	na	2.9	33 mg	208	alto	des	147
Pacanas:											
Secas	20 mitades (1 oz)	196	20/2	6/11.5	3	1.1	22 mcg (BC)	116	alto	0	0
Asadas secas, saladas	20 mitades (1 oz)	201	21/1.8	5.8/12	2.7	1.1	22 mcg (BC)	120	alto	0	109
Asadas con aceite, saladas	15 mitades (1 oz)	203	21/2	6.7/11	2.7	1.1	na	111	alto	0	111

Alimento	Porción	Calorías	Grasa/Grasa saturada (gr)	Grasa Poli/Mono (gr)	Fibra (gr)	Azúcares (gr)	Carotenoides (mcg o mg)	Potasio (mg)	*Grasa Omega-3	Ácidos grasos trans	Sodio
Piñones	10 frutos	6	1.2/.09	.6/.3	.1	.06	.6 mcg (BC)	11	alto	0	0
Pistachos, secos asados	47 frutos (1 oz)	161	13/1.6	3.9/6.9	3	2.2	40 mcg (BC)	295	alto	0	115
Semillas de calabaza, secas	1 oz	146	12/2	5.4/3.7	1	.65	64 mcg (BC)	229	alto	0	163
Semillas de Sésamo, secas	1 cd	47	4.4/.6	1.9/1.6	1	.04	t	33	alto	0	2
Semillas de girasol, sin vaina:											
Asadas secas, saladas	1 oz	93	8/.8	9.3/2.7	1.4	.77	0	241	alto	0	116
Asadas con aceite, saladas	1 oz	105	10/1	9.7/2.3	1.2	.88	5.4 mcg (BC)	137	alto	0	116
Tahini: (mantequilla de sésamo)	1 cd	85.5	7/1	3.5/3	1.4	3	6.6 mcg (BC)	69	alto	0	5
Mezcla de frutos secos (Trail mix):											
Normal	1 taza	693	44/8	14/8.8	9	67.3	11 mcg (BC)	518	alto	des	1028
Con chips de chocolate	1 taza	707	47/9	16/19.8	na	65.6	na	946	alto	des	177
Tropical	1 taza	570	24/12	7/3.5	na	91.8	na	993	alto	des	14
Nueces:											
Negras	14 mitades (1 oz)	172	16/1	10/4	1.4	.31	20 mcg (BC)	148	alto	0	1
Inglesas	14 mitades (1 oz)	185	18.5/1.7	13/2.5	2	.74	20 mcg (BC)	125	alto	0	1

PANQUEQUES, WAFFLES & TORREJAS

Alimento	Porción	Calorías	Grasa/Grasa saturada (gr)	Grasa Poli/Mono (gr)	Fibra (gr)	Azúcares (gr)	Carotenoides (mcg o mg)	Potasio (mg)	*Grasa Omega-3	Ácidos grasos trans	Sodio
Tostada francesa, de receta, con 2% de leche	1 rebanada	149	7/1.7	1.7/2.9	na	16.2	na	87	na	des	311
Tostada francesa, lista para calentar	1 porción	126	3.6/.9	.7/1.2	.65	18.9	1.2 mcg	79	na	+	292

Alimento	Porción	Calorías	Grasa/Grasa saturada (gr)	Grasa Poli/Mono (gr)	Fibra (gr)	Azúcares (gr)	Carotenoides (mcg o mg)	Potasio (mg)	*Grasa Omega-3	Ácidos grasos trans	Sodio
Panqueques:											
Arándano	1 panqueque 6" diá.	105	3.5/1	3.2/1.8	1	22.3	10 mcg	106	na	des	317
Trigo negro o sarraceno	1 panqueque 6" diá.	98	3.5/1	.2/.1	1.4	2	3.6 mcg	90	na	des	393
Suero de leche, Eggo (Kellogg's)	1 porción	233	6.7/1.4	na	1	na	na	na	na	+	na
Suero de la leche, de receta	1 panqueque 6" diá.	175	7/1.4	3.4/1.8	na	22	na	112	na	des	402
Sencillo (PLAIN)	1 panqueque 6" diá.	126	1.8/.4	.4/.5	1	31.8	9 mcg	53	na	des	372
Harina de maíz	1 panqueque 6" diá.	112	3.3/.8	na	1	na	55 mcg	na	na	des	na
Común, listo para calentar, congelado	1 panqueque 6" diá.	167	2.4/.5	.7/.8	1.3	20.2	na	97	na	des	344
Reducido en calorías	1 panqueque 6" diá.	99	.4/.06	.2/.08	4.4	20.9	6.6 mcg	192	na	des	129
Centeno	1 panqueque 6" diá.	165	6/1.3	na	2	na	1.2 mcg	na	na	des	na
Masa fermentada	1 panqueque 6" diá.	121	3.6/.7	na	.8	na	0	na	na	des	na
Integral	1 panqueque 6" diá.	127	5.6/1.2	3/2.1	2	38	4 mcg	360	na	des	738

Waffles

Alimento	Porción	Calorías	Grasa/Grasa saturada (gr)	Grasa Poli/Mono (gr)	Fibra (gr)	Azúcares (gr)	Carotenoides (mcg o mg)	Potasio (mg)	*Grasa Omega-3	Ácidos grasos trans	Sodio
Pan de banana, Nutri-Grain (Kellogg's)	1 porción	212	7.4/1.3	1.9/4	2*SOL	5.2	na	140	alta	+	280
Arándano, (Eggo) (Kellogg's)	1 porción	73	1/.14	.3/.4	1	3	0	24	na	+	207
Congelados (Aunt Jemima)	1 porción	197	6/1.6	na	na	30.4	0	na	na	+	563
Avena dorada, Eggo (Kellogg's)	1 porción	137	2.2/.4	.7/.7	2.5*SOL	2.4	0	134	na	+	270
Bajo en grasa, Eggo (Kellogg's)	1 porción	165	2.5/.6	.7/.7	.7	2	0	100	na	+	309
Nutri-Grain, Eggo (Kellogg's)	1 porción	142	2.2/.3	.7/.9	2.6*SOL	4	0	50	alta	+	430
Común, libre de grasa	1 porción	74	.1/0	na	.4	na	0	na	na	0	na
Común, bajo en grasa (Aunt Jemima)	1 porción	87	.7/.1	na	.4	na	0	na	na	0	na
Común, de receta	1 waffle 7" diá.	218	11/2	5/2.6	na	24.7	0	119	na	des	383
Común, listo para calentar, de congelado	1 waffle 4" sq.	88	3/.5	1/1.2	.8	1.4	0	48	na	des	292
De tostadodora	1 waffle 4" sq.	87	2.7/.5	.9/1	.8	1.3	0	42	na	des	260

PASTA Y FIDEOS (COCIDOS)

Alimento	Porción	Calorías	Grasa/Grasa saturada (gr)	Grasa Poli/Mono (gr)	Fibra (gr)	Azúcares (gr)	Carotenoides (mcg o mg)	Potasio (mg)	*Grasa Omega-3	Ácidos grasos trans	Sodio
Fideos chinos, Chow mein	1 taza	237	14/2	7.8/3.5	2	.12	0	54	na	0	198
Pasta, base maíz	1 taza	176	1/.14	.4/.3	7	39	42 mcg	43	na	0	0
Fideos al huevo, enriquecidos	1 taza	213	2.4/.5	.6/.7	2	.51	0	45	na	0	11
Fideos al huevo, espinaca, enriquecidos	1 taza	211	2.5/.6	.6/.8	3.7	.64	na	59	na	0	19
Fideos japoneses, Soba	1 taza	113	.1/.02	.03/.03	na	24	na	40	na	0	68
Fideos japoneses, Somen	1 taza	231	.3/.04	.04/.04	na	48	na	51	na	0	283
Macarones, codo	1 taza	197	1/.3	.4/.1	2	.91	0	43	na	0	1
Macarones, espinaca	1 taza	191	.8/.1	na	5.4	na	44 mcg	na	na	0	na
Macarones, vegetales	1 taza	171	.15/.02	.06/.02	6	1.1	na	42	na	0	8
Macarones, codos, trigo integral	1 taza	174	.75/.14	.3/.1	4	1.1	0	62	na	0	4
Pasta, fresca	1 taza	262	2/.3	.8/.2	na	49.8	0	48	na	0	12
Pasta, fresca, espinaca	1 taza	260	2/.4	.4/.6	na	59	na	74	na	0	12
Pasta, linguini	1 taza	197	.9/.1	na	2.4	na	0	na	na	0	na
Fideos de arroz	1 taza	192	.35/.04	.04/.05	2	43.8	0	7	na	0	33
Espaguetis, enriquecidos	1 taza	197	1/.1	.4/.01	3	.9	0	43	na	0	140
Espaguetis, enriquecidos, espinaca	1 taza	182	.9/.12	.4/.1	na	36.6	na	81	alto	0	20
Espaguetis, enriquecidos, trigo integral	1 taza	174	.75/.14	.3/.1	6	1.1	0	62	na	0	4

Alimento	Porción	Calorías	Grasa/Grasa saturada (gr)	Grasa Poli/ Mono (gr)	Fibra (gr)	Azúcares (gr)	Carotenoides (mcg o mg)	Potasio (mg)	*Grasa Omega-3	Ácidos grasos trans	Sodio
CERDO											
Deshuesado	3 oz	149	7.6/1.7	.7/2.9	0	0	0	292	na	0	1155
En lata, extra magro	3 oz	142	7/2.4	.1/.6	0	0	0	103	na	0	356
Hamburguesa, asada a la parrilla	1 hamburguesa	203	18/6.7	.4/6	0	0	0	234	na	0	58
Asado, porción magra	3 oz	206	14/5	1.5/6.7	0	0	0	243	na	0	1009
Costilla central, asada a la parrilla	3 oz	224	13/4.8	1/5.8	0	0	0	341	na	0	53
Chuleta, magra, empanado, o harinado, asada a la parrilla u horneada	1 med. (5.5 oz)	207	8.4/3	na	0	0	94 mcg	na	na	0	na
Chuleta (chop), magra, asada a la parrilla u horneada	1 med. (5.5 oz)	176	8/3	.7/3.8	0	0	0	236	na	0	50
Chuleta pequeña, magra, asada a la parrilla u horneada	3 oz	181	9/3	na	0	0	0	na	na	0	na
Hamburguesa de carne molida	1 hamburguesa	297	21/8	2.6/10	0	0	0	348	na	0	85
Lomo, asado, magro	3 oz	122	5/1.7	.5/2.3	0	0	0	323	na	0	48
Paletilla, asada, magra	3 oz	196	11.5/4	.9/5	0	0	0	298	na	0	68
Costillas, magras	1 corte med.	161	7/3	na	0	0	0	na	na	0	na
Lomo, horneado	3 oz	147	5/2	.46/2	0	0	0	368	na	0	47
Tocino, estilo canadiense	2 rebanadas	86	4/1.3	.45/1.9	0	1.07	0	209	na	0	762
Patas de cerdo, encurtidas	1 oz	75	5/2	.48/2	0	.04	0	67	na	0	262

Alimento	Porción	Calorías	Grasa/Grasa saturada (gr)	Grasa Poli/ Mono (gr)	Fibra (gr)	Azúcares (gr)	Carotenoides (mcg o mg)	Potasio (mg)	*Grasa Omega-3	Ácidos grasos trans	Sodio
Lengua, estofada	3 oz	230	16/5.5	1.6/7.4	0	0	0	201	na	0	93
PUDÍN											
Banana:											
Instantáneo, preparación con 2% de leche	½ taza	153	2.5/1.5	.17/.67	0	28.6	na	190	na	0	429
Instantáneo, sin azúcar, preparación con 2% de leche (Jello)	½ taza	80	2/0	na	0	na	9 mcg (BC)	na	na	0	na
Lista para comer	½ taza	158	6/2	na	0	na	13 mcg (BC)	na	na	+	na
Normal, preparación con 2% de leche	½ taza	143	2.4/1.5	.13/.69	0	27.6	na	206	na	0	246
Pudín de pan, con pasas	1 taza	310	10/3.4	na	2	na	49 mcg (BC)	na	na	des	na
Con sirope de caramelo:											
Instantáneo, libre de azúcar, preparación con 2% de leche (Jello)	½ taza	90	2/0	na	0	na	9 mcg (BC)	na	na	0	na
Bajo en calorías, preparación con leche descremada (D-Zerta)	½ taza	70	0/0	na	0	na	na	na	na	0	na
Listo para comer (Musselman's)	½ taza	170	7/0	na	0	na	13 mcg (BC)	na	na	des	na
Listo para comer (Ultra Slim Fast)	½ taza	100	1/0	na	2	na	0	na	na	0	na

Alimento	Porción	Calorías	Grasa/Grasa saturada (gr)	Grasa Poli/Mono (gr)	Fibra (gr)	Azúcares (gr)	Carotenoides (mcg o mg)	Potasio (mg)	*Grasa Omega-3	Ácidos grasos trans	Sodio
Chocolate:											
Instantáneo, preparación con 2% de leche	½ taza	150	3/1.6	.2/.37	.6	28.3	na	252	na	0	426
Instantáneo, libre de azúcar, preparación con 2% de leche (Jello)	½ taza	90	3/0	na	0	na	10 mcg (BC)	na	na	0	na
Bajo en grasa (D-Zerta)	1 porción	20	0/0	na	.5	na	0	na	na	0	na
Lista para comer	½ taza	133	4/1	1.4/1.7	1	17.8	13 mcg (BC)	180	na	des	129
Lista para comer, libre de grasa, (Jello)	½ taza	90	.4/.3	na	.8	15.8	0	109	na	0	213
Normal, preparación con 2% de leche	½ taza	150	3/2	.1/.8	.5	27.4	na	234	na	0	146
Crema de coco:											
Instantáneo, preparación con 2% de leche	½ taza	157	3.4/2	.28/.9	.15	28.2	na	194	na	0	362
Normal, preparación con 2% de leche	½ taza	146	3.5/2.5	.1/.7	.3	24.9	na	223	na	0	228
Natillas:											
Mezcla, preparación con 2% de leche	½ taza	149	4/2	.06/.47	0	18.8	na	163	na	0	113
Mezcla, preparación con leche entera (Royal)	½ taza	150	5/0	.1/.8	0	18.7	12 mcg (BC)	160	na	0	112
Limón:											
Instantánea, preparación con 2% de leche	½ taza	154	2.5/1.5	.15/.73	0	30.3	na	195	na	0	402

Alimento	Porción	Calorías	Grasa/Grasa saturada (gr)	Grasa Poli/Mono (gr)	Fibra (gr)	Azúcares (gr)	Carotenoides (mcg o mg)	Potasio (mg)	*Grasa Omega-3	Ácidos grasos trans	Sodio
Listo para comer	½ taza	138	3/1	1.1/1.3	0	25	13 mcg (BC)	1	na	+	140
Normal, preparación con leche entera (Royal)	½ taza	160	3/0	na	0	na	na	na	na	0	na
Pudines medicinales:											
Budín Boost	5 oz	240	9/1.5	na	0	na	na	na	na	0	na
Budín Ensure	4 oz	170	5/1	na	na	na	na	na	na	0	na
Pistacho:											
Instantáneo, preparación con leche entera (Jello)	½ taza	170	5/0	na	0	na	na	na	na	0	na
Instantáneo, libre de azúcar, preparación con 2% de leche (Jello)	½ taza	90	3/0	na	0	na	9 mcg (BC)	na	na	0	na
Arroz:											
Listo para comer	lata	231	10/1.6	4/4.5	0	31	11 mcg (BC)	85	na	+	121
Normal, preparación con 2% de leche	½ taza	161	2.3/1.5	.09/.6	.15	31	11 mcg (BC)	195	na	0	164
Tapioca:											
Light, listo para comer (Swiss Miss)	½ taza	100	2/0	na	0	na	na	na	na	0	na
Sin grasa, listo para comer (Snack Pack)	½ taza	94	.4/0	na	0	na	0	na	na	0	na
Listo para comer, normal (Lucky Leaf)	½ taza	140	6/0	na	0	na	9 mcg (BC)	na	na	+	na
Normal, preparación con 2% de leche	½ taza	147	2.4/1.5	.08/.6	0	27.3	na	186	na	0	169

Alimento	Porción	Calorías	Grasa/Grasa saturada (gr)	Grasa Poli/Mono (gr)	Fibra (gr)	Azúcares (gr)	Carotenoides (mcg o mg)	Potasio (mg)	*Grasa Omega-3	Ácidos grasos trans	Sodio
Vainilla:											
Instantáneo, libre de azúcar, preparación con 2% de leche (Jello)	½ taza	90	2/0	na	0	na	9 mcg (BC)	na	na	0	na
Bajo en calorías, preparación con leche sin grasa (D–Zerta)	½ taza	70	0/0	na	0	na	na	na	na	0	na
Lista para comer	Porción de snack 4 oz	181	5/.8	.9/2.1	0	30.6	13 mcg (BC)	158	na	+	189
Lista para comer, libre de grasa (Jello)	½ taza	92	.2/.2	na	.1	na	0	na	na	0	na
Lista para comer, *light* (Ultra Slim Fast)	½ taza	100	1/0	na	2	na	0	na	na	0	na
Normal, preparación con 2% de leche	½ taza	141	2.4/1.5	na	0	na	na	na	na	0	na
** ENSALADAS											
Ensalada de 7 capas	1 taza	197	14/4	na	2	12.8	169 mcg (BC)	155	na	0	330
Ensalada de manzana	1 taza	192	13/2	na	3*SOL	10.4	49 mcg (BC)	104	na	0	77
Ensalada de frijoles	1 taza	70	4/.6	na	3*SOL	7.4	48mcg (BC)	123	alto	0	260
Ensalada de brócoli, con coliflor	1 taza	428	37/9	na	3	16.8	293 mcg (BC)	264	na	0	500
Ensalada César (Caesar)	1 taza	168	14/3	na	1.4	6.1	1 mg (BC)	251	na	0	266
Ensalada de zanahoria con pasas	1 taza	419	30/5	na	4*SOL	40	16 mg (BC)	599	na	0	248

** Todas las ensaladas están preparadas con aderezos en base grasa, a menos que se especifique algo diferente

Alimento	Porción	Calorías	Grasa/Grasa saturada (gr)	Grasa Poli/Mono (gr)	Fibra (gr)	Azúcares (gr)	Carotenoides (mcg o mg)	Potasio (mg)	*Grasa Omega-3	Ácidos grasos trans	Sodio
Ensalada del Chef											
con aderezo	1 taza	73	4/2	na	.6	na	519 mcg (BC)	na	na	0	na
Ensalada de pollo	5 oz	290	22/4	na	.5	na	22 mcg (BC)	na	na	des	na
Ensalada Cobb	1 taza	180	15/4	na	2	5.3	595 mcg (BC)	376	na	0	256
Ensalada de repollo	1 taza	271	24/4	na	4	13.5	2.6 mg (BC)	383	na	0	199
Ensalada de cangrejo	5 oz	211	10/2	na	.5	8.5	24 mcg (BC)	401	alto	0	525
Ensalada de cangrejo con imitación de cangrejo	5 oz	224	9/1	na	.6	21	24 mcg (BC)	322	alto	0	560
Ensalada de arándano, gelatinosa	1 taza	348	12/1	na	5	60.7	55 mcg (BC)	299	na	0	30
Ensalada de huevo	½ taza	354	34/6	na	0	1.8	0	110	alto	0	281
Ensalada de frutas con cítricos	1 taza	152	8/2	na	3*SOL	21.6	80 mcg (BC)	273	na	0	50
Ensalada de frutas sin cítricos	1 taza	184	8/2	na	4*SOL	30.1	56 mcg (BC)	374	na	0	47
Ensalada Griega	1 taza	106	7/4	na	1	3.3	404 mcg (BC)	181	na	0	410
Ensalada de jamón	5 oz	298	23/4	na	.6	na	26 mcg (BC)	na	na	des	na
Ensalada de macarrones	1 taza	271	9/1	na	2	43	35 mcg (BC)	118	na	des	331
Ensalada verde, mezcla, cruda, sin aderezos	1 taza	9	.1/0	na	1	1.6	898 mcg (BC)	174	na	0	14
ADEREZOS PARA ENSALADAS											
Libre de grasa:											
Mil islas (1000 Island)	1 cd	18	.3/0	.1/.55	0	2.7	2.4 mcg (BC)	20	na	0	117
Queso azul (Blue Cheese)	1 cd	19	.1/0	.08/.03	.6	3.7	6 mcg (BC)	33	na	0	136

Alimento	Porción	Calorías	Grasa/Grasa saturada (gr)	Grasa Poli/Mono (gr)	Fibra (gr)	Azúcares (gr)	Carotenoides (mcg o mg)	Potasio (mg)	*Grasa Omega-3	Ácidos grasos trans	Sodio
Cremosos, varias marcas	1 cd	12	.6/.4	.25/.11	0	.91	1 mcg (BC)	23	na	0	170
Francés	1 cd	21	.5/.1	.01/.02	0	2.6	125 mcg (BC)	13	na	0	128
Italiano	1 cd	6	.3/0	.03/.03	0	1.2	2 mcg (BC)	14	na	0	158
Tipo Mayo, varias marcas	1 cd	12	.4/.1	na	.6	1	0	8	na	0	120
Ranch	1 cd	18	.4/.1	.1/.05	0	.75	0	16	na	0	106
Reducidos en calorías											
Queso azul (Blue Cheese)	1 cd	15	1.1/.4	.14/.18	0	.58	0	8	na	0	258
Suero de leche	1 cd	31	3/.6	.65/.81	0	.49	1 mcg	20	na	0	140
César (Caesar)	1 cd	16.5	.7/.1	.36/.17	0	2.4	2 mcg	4	na	0	162
Ensalada de repollo, baja en grasa	1 cd	34	3.4/.5	1.3/1.5	0	6.6	0	9	na	0	2.72
Francés	1 cd	32	2/.3	1.2/.49	.1	4	127mcg	13	na	0	160
Imitación mayonesa	1 cd	38	3/.4	1.5/.67	0	.63	0	3	na	0	100
Italiano	1 cd	28	3/.4	1.6/.65	0	.27	2 mcg	5	na	0	199
Ranch	1 cd	26	2/.2	na	0	.63	0	20	na	0	151
Rusa	1 cd	23	.6/.1	.37/14	.2	3.5	0	25	na	0	139
Normal											
Mil islas (1000 Island)	1 cd	59	5.6/.9	2.9/1.3	0	2.4	0	17	na	0	138
Tocino (picante)	1 cd	101	11/1.7	na	0	na	0	16	na	0	163
Tocino y tomate	1 cd	49	5/.8	2.9/1.3	0	.3	24.6 mcg	na	na	0	na
Queso azul (Blue Chesse)	1 cd	77	8/1.5	4.2/1.8	0	.54	0	6	na	des	164
Hervida, estilo cocida	1 cd	25	1.5/.5	.34/.61	0	1.4	118 mcg	19	na	0	117
César (Caesar)	1 cd	78	8.5/1.3	.48/2	0	.19	2 mcg	4	na	0	158
Semillas de apio	1 cd	98	9.6/1.2	na	.2	na	58 mcg	na	na	0	na

Alimento	Porción	Calorías	Grasa/Grasa saturada (gr)	Grasa Poli/Mono (gr)	Fibra (gr)	Azúcares (gr)	Carotenoides (mcg o mg)	Potasio (mg)	*Grasa Omega-3	Ácidos grasos trans	Sodio
Ensalada de repollo	1 cd	121	10/1.5	2.9/1.4	0	3.2	3.6 mcg	1	na	0	114
Italiano cremoso o pepino	1 cd	74	81	na	0	na	2 mcg	na	na	0	na
Feta de queso (Marzetti)	1 cd	80	8.6/1.7	na	0	na	1 mcg	na	na	0	na
Francés	1 cd	67	6.4/1.5	3.4/1.3	0	2.5	122 mcg	11	na	0	134
Diosa verde (Green Goddess)	1 cd	78	7.6/1	4.3/1.7	0	1.1	9 mcg	9	na	0	162
Mostaza miel (Honey Mustard)	1 cd	51	3/.3	na	0	na	0	7	na	0	na
Italiano	1 cd	69	7/1	1.9/.92	0	1.2	0	7	na	0	243
Tipo Mayo (Miracle Whip)	1 cd	57	5/.7	2.6/1.3	0	.94	0	1	na	0	105
Tipo Mayo, sin colesterol, (Miracle Whip)	1 cd	103	12/1.6	na	0	na	0	na	na	0	na
Grano de pimienta	1 cd	76	8/1.4	4.4/2	0	.33	2 mcg	24	na	0	143
Semillas de amapola	1 cd	65	6/.9	na	0	na	0	na	na	0	na
Ranch	1 cd	74	8/1	4.2/1.7	.45	.37	0	9	na	0	122
Ruso	1 cd	76	8/1	4.4/1.8	.01	1.6	0	24	na	0	130
Semillas de sésamo	1 cd	78	8/1	3.8/1.8	.1	1.2	3.6 mcg	24	alta	0	150
Vinagreta	1 cd	69	7/1	3.9/2.4	0	.4	0	1	na	0	0
Yogurt	1 cd	11	.6/.3	na	0	na	2.4 mcg	na	na	0	na
Italiano vigoroso (Zesty Italian Kraft)	1 cd	54	6.5/.5	na	.08	.67	0	4	na	0	253
CARNES PARA SÁNDWICHES: MAGRAS											
Carne de res, magra	1 oz	40	2/0	.1/.93	0	0	0	129	na	0	424
Carne de res, ultradelgada asada (Hillshire Farm)	2 oz	60	3/1	na	0	na	0	na	na	0	458

218

Alimento	Porción	Calorías	Grasa/Grasa saturada (gr)	Grasa Poli/ Mono (gr)	Fibra (gr)	Azúcares (gr)	Carotenoides (mcg o mg)	Potasio (mg)	*Grasa Omega-3	Ácidos grasos trans	Sodio
Bologna, pollo, magrA (Ballard's Farm)	1 rebanada	120	11/4	na	0	1	0	na	na	0	410
Bologna, libre de grasa (Oscar Mayer)	1 rebanada	22	.2/t	.04/.06	0	.62	0	44	na	0	274
Bologna, light (Oscar Mayer)	1 rebanada	60	4/1.5	.46/2.2	0	.78	0	49	na	0	335
Bologna, baja en grasa (Healthy Choice)	1 rebanada	30	1/.5	na	0	na	0	na	na	0	na
Bologna, pavo	1 rebanada	56	4/1.5	1/1.8	0	.78	0	36	na	0	338
Pechuga de pollo, asada (Field Oven)	1 rebanada	25	0/0	na	0	na	0	na	na	0	240
Pechuga de pollo, miel (Louis Rich)	1 rebanada	22.5	.25	na	0	na	0	na	na	0	na
Pechuga de pollo, asada, libre de grasa (Oscar Mayer)	1 rebanada	11	.08/.02	t/.02	0	.12	0	41	na	0	161
Pechuga de pollo, Ahumada, 97% libre de grasa (Louis Rich)	1 rebanada	30	1/0	na	0	na	0	na	na	0	na
Carne de jamón, 98% libre de grasa (Healthy Choice)	7 rebanadas	85	1.5/.5	na	0	na	0	na	na	0	460
Carne de jamón, extra magra	1 rebanada	37	1.4/.5	na	0	na	0	na	na	0	na

Alimento	Porción	Calorías	Grasa/Grasa saturada (gr)	Grasa Poli/Mono (gr)	Fibra (gr)	Azúcares (gr)	Carotenoides (mcg o mg)	Potasio (mg)	*Grasa Omega-3	Ácidos grasos trans	Sodio
Carne de jamón, baja en grasa (Oscar Mayer)	1 rebanada	22	.8/.18	.23/.24	0	.21	0	56	na	0	258
Carne, *light* (Spam)	2 oz	140	12/4	na	0	na	0	na	na	0	na
Pechuga de pavo (Butterball)	1 rebanada	30	1/.3	.5/0	0	1	0	na	na	0	250
Pechuga de pavo (Healthy Choice)	4 rebanadas	60	1.5/.5	na	0	1	0	na	na	0	450
Pechuga de pavo (Land O Frost)	6 rebanadas	40	4/1	na	0	2	0	na	na	0	650
Pechuga de pavo, blanca (Land O Frost)	8 rebanadas	60	2.5/.5	na	0	0	0	na	na	0	600
Pechuga de pavo (Plumrose)	1 rebanada	25	.5/0	na	0	0	0	na	na	0	340
Pechuga de pavo (Tyson)	5 rebanadas	50	1/0	na	0	1	0	na	na	0	590

SALCHICHAS, MAGRAS

Alimento	Porción	Calorías	Grasa/Grasa saturada (gr)	Grasa Poli/Mono (gr)	Fibra (gr)	Azúcares (gr)	Carotenoides (mcg o mg)	Potasio (mg)	*Grasa Omega-3	Ácidos grasos trans	Sodio
Cerdo *light*	1 *link*	70	5/0	na	0	0	0	na	na	0	na
Salchicha ahumada, baja en grasa (Healthy Choice)	2 oz	70	1.5/.5	na	0	0	0	na	na	0	na
Pavo, dorar y servir	1 *link*	40	2/.6	.51/.7	.1	0	0	41	na	0	123
Pavo, ahumado	1 rebanada media	56	4/.1	na	0	0	0	na	na	0	na

Alimento	Porción	Calorías	Grasa/Grasa saturada (gr)	Grasa Poli/ Mono (gr)	Fibra (gr)	Azúcares (gr)	Carotenoides (mcg o mg)	Potasio (mg)	*Grasa Omega-3	Ácidos grasos trans	Sodio
Pavo, polaco (Mr. Turkey)	1 oz	59	4/0	na	0	0	0	na	na	0	na
Pavo y cerdo	1 hamburguesa	77	6/2	.8/2.4	0	0	0	84	na	0	220
Pavo, cerdo y carne de res, baja en grasa	1 rebanada media	58	1.4/.5	.19/.59	0	0	0	139	na	0	454
Pavo, cerdo y carne de res, reducida en grasa	1 rebanada media	137	10/3.5	1.3/4	0	0	0	116	na	0	545
Pavo salchicha de verano (Louis Rich)	Rebanada 1 oz	55	4/1	na	0	0	0	na	na	0	na

SNACKS
Chips

Alimento	Porción	Calorías	Grasa/Grasa saturada (gr)	Grasa Poli/ Mono (gr)	Fibra (gr)	Azúcares (gr)	Carotenoides (mcg o mg)	Potasio (mg)	*Grasa Omega-3	Ácidos grasos trans	Sodio
Chips de manzana (Weight Watchers)	1 bolsa	50	1/0	na	0*SOL	na	3 mcg (BC)	na	na	0	na
Chips de banana	1 oz	147	9.5/8	.18/.55	2	.02	46 mcg (BC)	152	na	0	2
Chips de arroz integral	1 oz	130	5/0	na	0	na	na	na	na	0	na
Chips de zanahoria	1 oz	150	9/0	na	0*SOL	na	1.7 mg (BC)	na	na	0	na
Chips de papa, horneados	1 oz	120	1/0	na	0	1.2	0	180	na	0	229
Chips de papa barbecue, horneadas	1 oz	110	1.5/0	na	.7	na	0	na	na	0	1
Chips de papa, dietéticos (Spicer's)	1 oz	100	4/0	na	9	.06	0	366	na	0	185

Alimento	Porción	Calorías	Grasa/Grasa saturada (gr)	Grasa Poli/Mono (gr)	Fibra (gr)	Azúcares (gr)	Carotenoides (mcg o mg)	Potasio (mg)	*Grasa Omega-3	Ácidos grasos trans	Sodio
Chips de papa, con menos grasa	1 oz	130	6/1	3.1/1.2	1.7	.06	0	na	na	des	na
Chips de papa, sin sal	1 oz	150	9.8/1.5	2.6/5	1.4	15	0	na	na	des	na
Chips de vegetales de mar (Eden Foods)	1 oz	130	5/0	na	0	na	na	na	na	0	na
Chips de tortilla, bajos en grasa	10 chips	44	.5/0	.29/.17	.5	.09	52 mcg (BC)	27	na	0	2
Chips de tortilla, nacho, horneadas	1 oz	110	1/0	1/4.3	2	17.7	52 mcg (BC)	61	na	0	201
Chips de tortilla, nacho, *light*	1 oz	126	4/.8	.6/2.5	1.4	na	na	na	na	0	na
Chips de tortilla, nachos de queso, *light*	1 oz	120	4/0	na	0	20	na	77	na	0	284
Chips de vegetales (Eden Foods)	1 oz	130	4/0	na	0	na	na	na	na	0	na
Crisp, Curls o Puffs											
Puffs de queso, base maíz, *light*	1 oz	122	3.4/.6	1.6/1	3	2	na	81	na	0	364
Puffs de sabor a queso	1 oz	157	9.7/1.8	1.3/5.7	.3	.8	na	47	na	des	298
Barras de fruta y Snacks											
Barra de manzana, sin grasa (Health Valley)	1 barra	70	0/0	na	2	na	na	na	na	0	na
Barra de manzana con pasas (Weight Watchers)	1 barra	70	2/.5	na	2	na	na	na	na	0	na

Alimento	Porción	Calorías	Grasa/Grasa saturada (gr)	Grasa Poli/ Mono (gr)	Fibra (gr)	Azúcares (gr)	Carotenoides (mcg o mg)	Potasio (mg)	*Grasa Omega-3	Ácidos grasos trans	Sodio
Pancito de fruta, enriquecido											
(Sunkist)	1 rollo	72	.2/0	na	1.6	17.4	na	na	na	0	23
Habanitos de fruta											
(Fruit roll-up Betty Crocker)	2 rollos	104	1/.3	.03/.48	na	10.8	10 mcg (BC)	na	na	0	89
Barra de fruta											
(Earth Grains)	1 barra	240	3/0	na	0	na	na	na	na	0	na
Pasas cubiertas con yogurt	9 unidades	170	7/5	na	1	na	na	na	na	0	na
Tortas de granos											
Tortas de arroz:											
Manzana canela	1	50	0/0	na	0	na	na	na	na	0	na
Arroz integral, multigranos	1	35	.3/.05	.13/.1	.3*SOL	7.2	0	26	na	0	0
Arroz integral, simple	1	35	.25/.05	.09/.09	.4	7.3	0	26	na	0	29
Arroz integral, centeno	1	35	.35/.05	.14/.12	.4	7.2	0	28	na	0	10
Arroz integral, semilla											
de sésamo	1	35	.35/.05	.1/.1	.5	7.3	0	26	alta	0	20
Maíz (Quaker)	1	35	.2/0	.1/.1	.2	7.3	3.6 mcg (BC)	25	na	0	26
Palomitas de maíz											
Microondas, bajo											
en sodio y grasa	100 mg	429	9.5/1.4	3.6/1	14.2	.54	na	241	na	0	491
Estalladas, con aire,	1 taza	31	.34/.05	09/1.2	.66	0	na	na	na	0	24
Con cobertura de caramelo,											
con maníes	⅔ taza	113	2.2/na	na	1.1	13.5	na	101	na	0	84
Estalladas con aceite	1 taza	55	3.5	1.5/.9	1.1	.06	na	25	na	0	97

Alimento	Porción	Calorías	Grasa/Grasa saturada (gr)	Grasa Poli/Mono (gr)	Fibra (gr)	Azúcares (gr)	Carotenoides (mcg o mg)	Potasio (mg)	*Grasa Omega-3	Ácidos grasos trans	Sodio
Pretzels											
Normal	10 pretzels	229	2/.5	.69/.77	1.7	.16	0	83	na	des	972
Blandos	1 pretzel	190	1.9/.43	.6/.66	2	.16	0	55	na	0	870
Trigo integral	2 oz	206	1.5/.3	.47/.59	0	46.3	na	245	na	0	116
Snacks surtidos (snack mixes)											
Fruta y frutos secos (Planter's)	1 oz	150	10/3	na	t	na	na	na	na	+	na
Party Mix, bajo en grasa	1 oz	120	1.5/.0	na	1	na	na	na	na	0	na
Snack surtido (snack mix)	½ taza	150	7/1	na	1	na	22 mcg (BC)	na	na	des	356
Snack surtido, horneado (Ritz)	1 oz	130	5.2/1	na	0	18	na	78	na	0	288
Snack surtido, DOO DADS	1 oz	130	5/0	na	1	18.5	na	76	na	des	288
Original (Chex Ralston)	¾ taza	120	0/0	na	0	na	na	na	na	0	na
Snack surtido, sin grasa	½ taza	180	9/1.5	na	na	na	na	na	na	des	na
Snack surtido, con frutos secos (Pepperidge Farm)	1 oz	156	7/1	3/2.8	4	.85	5.4 mcg (BC)	93	na	0	117
Snack surtido, oriental	½ taza	347	22/4	7.2/9.4	na	na	na	514	alto	des	172
Trail mix, normal	½ taza	347	22/6	4.2/7.2	na	33.6	na	514	alto	des	8
Trail mix, sin sal	½ taza	285	12/6	3.6/1.7	na	45.9	na	491	alto	des	7
SOPAS											
Condensadas (Preparadas con agua a menos que se especifique algo diferente)											
Espárragos, preparadas con leche	1 taza	161	8/3	na	.75	na	285 mcg (BC)	na	na	0	na
Frijoles con cerdo	1 taza	172	6/1.5	1.8/2.2	9	2.7	532 mcg (BC)	402	alto	0	951
Caldo de carne de res	1 taza	60	0/0	0	0	.2	0	37	na	0	1362
Carne de res y hongos, en trozos grandes, baja en sodio	1 taza	173	5.8/4	.17/.99	.25	2.1	3 mcg (BC)	351	na	0	63

Alimento	Porción	Calorías	Grasa/Grasa saturada (gr)	Grasa Poli/Mono (gr)	Fibra (gr)	Azúcares (gr)	Carotenoides (mcg o mg)	Potasio (mg)	*Grasa Omega-3	Ácidos grasos trans	Sodio
Carne de res y fideos	1 taza	83	3/1	.49/1.2	.7	1.3	376 mcg (BC)	100	na	0	952
Frijol negro	1 taza	116	1.5/.4	.5/.54	4.5	.2	296 mcg (BC)	274	alto	0	1198
Brócoli con queso, preparada con leche	1 taza	165	10/3.4	3/4	2	1.2	500 mcg (BC)	414	alto	0	1366
Apio	1 taza	90	5.6/1.4	2.5/1.3	.7	8.8	180 mcg (BC)	122	na	0	949
Queso	1 taza	156	10.5/7	.3/3	1	10.5	670 mcg (BC)	153	na	0	958
Caldo de pollo	1 taza	38	1.4/.4	.1/.12	0	1.5	0	24	na	0	792
Sopa de quingombó con pollo	1 taza	56	1.5/.3	.34/.66	2	2.5	88 mcg (BC)	76	na	0	954
Pollo y hongos	1 taza	132	9/2.4	2.3/4	.25	9.3	693 mcg (BC)	154	na	0	942
Pollo con fideos	1 taza	75	2.5/65	.55/1	.7	.27	993 mcg (BC)	55	na	0	2206
Pollo y vegetales	1 taza	75	3/.8	.6/.17	2	1.7	1.5 mcg (BC)	154	na	0	945
Pollo con bolas de masa	1 taza	96	5.5/1.3	1.3/2.5	.5	.8	309 mcg (BC)	116	na	0	860
Pollo con arroz	1 taza	60	2/.5	.41/.91	.7	.24	990 mcg (BC)	101	na	0	815
Chile con carne de res	1 taza	170	6.6/3.3	.27/2.8	9.5	1.3	900 mcg (BC)	525	na	0	1035
Sopa de almejas, Manhattan	1 taza	78	2/.4	1.3/.38	1.5	1	828 mcg (BC)	188	alto	0	578
Sopa de almejas, New England, preparada con leche	1 taza	164	6.6/3	1/2.2	1.5	3.9	14 mcg (BC)	300	alto	des	992
Minestrone	1 taza	82	2.5/.5	1.1/7	1	11.7	1.4 mg (BC) 3.7 mg (LYC)	93 270	na	0	891
Hongos, crema de, preparada con leche	1 taza	203	13.6/5	4.6/3	.5	7.6	14 mcg (BC)	313	na	0	918
Hongos y cebada	1 taza	73	2.3/.4	.7/1	.7*SOL	11.2	3 mcg (BC)	93	na	0	911
Cebolla	1 taza	58	2/.26	.65/.75	1	3.6	0	67	na	0	1053

Alimento	Porción	Calorías	Grasa/Grasa saturada (gr)	Grasa Poli/ Mono (gr)	Fibra (gr)	Azúcares (gr)	Carotenoides (mcg o mg)	Potasio (mg)	*Grasa Omega-3	Ácidos grasos trans	Sodio
Sopa de ostras,											
preparada con leche	1 taza	135	8/5	.3/2	0	9.8	67 mcg (BC)	235	alto	0	1041
Guisantes, preparada con leche	1 taza	239	7/4	.5/2.2	3*SOL	32.3	132 mcg (BC)	376	na	0	970
Guisantes, secos con jamón	1 taza	190	4.4/1.7	.6/1.7	2.3*SOL	28	1.3 mg (BC)	400	na	0	1007
Pimentero	1 taza	104	4.6/2	.36/2	.5	.82	521 mcg (BC)	152	na	0	971
Papas, preparada con leche	1 taza	149	6.5/4	.57/1.7	.5	17	187 mcg (BC)	322	na	des	1061
Langostinos, preparada con leche	1 taza	90	5/3	.35/.2	.25	5.8	113 mcg (BC)	248	alto	0	1037
Tomate, preparada con leche	1 taza	161	6/3	1.1	3	12.2	436 mcg (BC)	449	na	0	744
Tomate y carne de res	1 taza	139	4.3/1.6	1.6	1.5	2.6	322 mcg (BC)	220	na	0	917
Bisque de tomate,											
preparada con leche	1 taza	198	6.6/3	.68/1.7	.5	29.4	436 mcg (BC)	605	na	0	1109
Tomate y arroz	1 taza	119	3/.5	1.2/1.9	1.5	9.7	712 mcg (BC)	331	na	0	815
Pavo	1 taza	68	2/.6	1.3/.6	.7	8.6	na	76	na	0	815
Pavo con fideos	1 taza	69	2/.6	.49/.8	.8	8.6	173 mcg (BC)	76	na	0	815
Pavo y vegetales	1 taza	72	3/1	na	.5	na	1.3 mg (BC)	na	na	0	na
Vegetales y carne de res	1 taza	78	2/.8	.12/.8	.5	.98	1 mg (BC)	173	na	0	791
Caldo de carne res con											
vegetales	1 taza	82	2/.4	.8/.5	.5	5.1	na	193	na	0	810
Mezcla de Secos (Preparados con agua a menos que se especifique algo diferente)											
Espárrragos	1 taza	58	1.7/.05	na	na	na	271 mcg (BC)	na	na	0	na
Frijoles con tocino	1 taza	106	2/1	.16/.93	9*SOL	.6	532 mcg (BC)	326	na	0	928
Carne de res y fideos	1 taza	40	.8/.25	.17/.35	.75	6	376 mcg (BC)	80	na	0	1042
Hongos grandes											
(Lipton)	1 porción	33	.4/.05	na	.11	1.6	0	na	na	0	645

226

Alimento	Porción	Calorías	Grasa/Grasa saturada (gr)	Grasa Poli/Mono (gr)	Fibra (gr)	Azúcares (gr)	Carotenoides (mcg o mg)	Potasio (mg)	*Grasa Omega-3	Ácidos grasos trans	Sodio
Cebolla grande (Lipton)	1 porción	25	.6/.14	na	.35	.53	na	na	na	0	607
Brócoli y queso (Lipton Cup-a-Soup)	1 porción	67	3/.8	na	.7	2.1	na	0	alto	0	545
Coliflor	1 taza	69	1.7/.25	.64/.74	na	10.7	109 mcg (BC)	105	na	0	842
Apio, crema de	1 taza	63.5	1.6/.25	.6/.71	na	9.7	180 mcg (BC)	109	na	0	838
Pollo	1 taza	106	5/3	na	.5	na	434 mcg (BC)	na	na	0	na
Caldo de pollo, sin grasa (Lipton Cup-a-Soup)	1 porción	18	.13/.02	na	t	.23	0	na	na	0	442
Pollo con fideos	1 taza	55	1.3/.3	.4/.5	.24	1.2	2 mcg (BC)	31	na	0	550
Pollo Pasta, sin grasa (Lipton Cup-a-Soup)	1 porción	44	.3/.5	na	.15	na	na	na	na	0	na
Arroz y pollo	1 taza	58	1.4/.3	.4/.6	.7	.48	716 mcg (BC)	10	na	0	931
Pollo Supreme (Lipton Cup-a-Soup)	1 porción	90	3.75/1.4	na	.65	na	na	na	na	0	na
Pollo y vegetales	1 taza	50	.8/.17	.12/.3	na	7.8	na	68	na	0	808
Sopa de almejas, Manhattan	1 taza	65	1.5/.26	.5/.72	na	10.9	828 mcg (BC)	200	alto	0	1343
Sopa de almejas, New England	1 taza	95	3.7/.6	na	1	13	0	207	alto	des	755
Consomé	1 taza	17	.02/0	0	0	.65	0	57	na	0	3299
Guisante verde (Lipton Cup-a-Soup)	1 porción	75	1/.2	na	3*SOL	.88	32mcg (BC)	na	na	0	520
Hierbas, Fiesta (Lipton)	1 porción	29	.3/.05	na	.4	.67	na	na	na	0	559
Puerro	1 taza	71	2/1	0.7/8.6	3	.81	0	89	alto	0	965

Alimento	Porción	Calorías	Grasa/Grasa saturada (gr)	Grasa Poli/Mono (gr)	Fibra (gr)	Azúcares (gr)	Carotenoides (mcg o mg)	Potasio (mg)	*Grasa Omega-3	Ácidos grasos trans	Sodio
Lenteja (Lipton tipo casero)	1 porción	127	1/.1	na	5*SOL	1.1	1 mg (BC)	na	na	0	753
Minestrone	1 taza	79	2/.8	.1/.74	na	11.9	na	340	na	0	1026
Hongos (Lipton Cup-a-Soup)	1 porción	60	2/.3	na	.5	1.44	0	na	na	0	608
Hongos	1 taza	96	5/.8	1.5/2.2	.8	.38	0	200	na	0	1020
Fideos anillitos (Lipton Cup-a-Soup)	1 porción	53	1/.4	na	.2	.18	na	na	na	0	557
Cebolla	1 taza	27	.5/.12	.07/.3	1	1.9	0	64	na	0	849
Cebolla y hongos	1 porción	32	.8/.1	na	.32	.06	na	na	na	0	626
Sopa de rabo de res	1 taza	68	2.5/1	.1/1	.5	2.7	0	83	na	0	1209
Pasta & Frijoles (Lipton tipo casero)	1 porción	125	1.4/3	na	4*SOL	na	181 mcg (BC)	na	na	0	na
Pasta, espirales (Lipton)	1 porción	64	1/.3	na	.4	na	na	na	na	0	na
Guisante	1 taza	133	1.6/.4	4.3/.73	3*SOL	1.6	32 mcg (BC)	238	na	0	1220
Papa	1 taza	68	.6/.1	na	1.5	na	0	na	na	0	na
Fideos Ramen (Nissin)	1 porción	190	7/3	.43/2.7	na	27.5	0	na	na	+	487
Hierba ajedrea con ajo (Lipton)	1 porción	31	.4/.09	na	.3	.55	na	na	na	0	477
Tomate	1 taza	103	2.4/1	.2/.9	.5	9.9	493 mcg (BC)	294	na	0	943
Tomate y vegetales	1 taza	53	.8/.4	.07/.3	.5	4.1	116 mcg (BC)	104	na	0	1146
Vegetales, crema de	1 taza	105	5.7/1.4	.5/2.5	.7	.44	638 mcg (BC)	96	na	0	1170
Vegetales y carne de res	1 taza	53	1/.5	.05/.45	.5	.56	1 mg (BC)	76	na	0	1002
Vegetales (Lipton Cup-a-Soup)	1 porción	52	1/.35	na	.3	.4	137 mcg (BC)	na	na	0	518

Alimento	Porción	Calorías	Grasa/Grasa saturada (gr)	Grasa Poli/ Mono (gr)	Fibra (gr)	Azúcares (gr)	Carotenoides (mcg o mg)	Potasio (mg)	*Grasa Omega-3	Ácidos grasos trans	Sodio
Vegetales primavera (Lipton Cup-a-Soup)	1 porción	47	1.2	na	.65	1.2	na	na	na	0	497
Listo-para-servir											
Frijol, receta casera	1 taza	140	.4/.1	na	7*SOL	na	4 mg (BC)	na	na	0	na
Frijol, mezcla (inc. 15 sopa de frijol)	1 taza	130	1.5/.4	na	6*SOL	na	137 mcg (BC)	na	na	0	na
Frijol con jamón, en trozos grandes	1 taza	231	8.5/3.3	na	11*SOL	na	3 mg (BC)	na	na	0	na
Carne de res y cebada, baja en grasa (Progresso Healthy Classics)	1 taza	137	1.7/.7	.22/.7	3.6*SOL	17	na	na	na	0	528
Carne de res y cebada (Progresso Healthy Classics)	1 taza	142	2/.75	.25/.69	3*SOL	20	3 mcg (BC)	118	na	0	396
Sopa de carne de res, en trozos grandes	1 taza	170	5/2.5	.22/2.1	1.5	1.6	na	336	na	0	866
Guiso de carne de res (Dinty Moore)	1 taza	222	13/6	.66/.5	2.6	2.3	4.2 mg (BC)	na	na	0	984
Guiso de carne de res (Nestlé's Chef Mate)	1 taza	191.5	6/2.4	na	3.3	na	na	396	na	0	na
Carne de res y vegetales, en trozos grandes (Campbell's)	1 taza	153	4.4/1.3	1.2/1	na	16	1.5 mg (BC)	na	na	0	868
Carne de res y vegetales con arroz, en trozos grandes	1 taza	181	5/2.4	na	1.4	na	1.5 mg (BC)	na	na	0	na

Alimento	Porción	Calorías	Grasa/Grasa saturada (gr)	Grasa Poli/Mono (gr)	Fibra (gr)	Azúcares (gr)	Carotenoides (mcg o mg)	Potasio (mg)	*Grasa Omega-3	Ácidos grasos trans	Sodio
Sopa de Cerveza, en base leche	1 taza	109	3.6/1.4	na	.6	na	6 mcg (BC)	na	na	0	na
Remolacha (Borscht)	1 taza	78.5	4/2.3	na	2	na	6 mcg (BC)	na	na	0	na
Brócoli (Progresso Healthy Classics)	1 taza	88	2.8/.7	.57/.9	2.4	13.3	53 mcg (BC)	161	alto	0	578
Zanahoria, en base leche	1 taza	60	1.6/.6	na	1.3*SOL	na	5.3 mg (BC)	na	na	0	na
Zanahoria y arroz, en base leche	1 taza	88.5	1.5/.6	na	1.3*SOL	na	4.9 mg (BC)	na	na	0	na
Coliflor, en base leche	1 taza	197	12/4	na	1.5	na	109 mcg (BC)	na	na	0	na
Pollo, en trozos grandes	1 taza	170	6/2	na	1.4	na	773 mcg (BC)	na	na	0	na
Sopa de maíz y pollo, en trozos grandes	1 taza	238	15/4	na	2	na	na	na	na	des	na
Fideos con pollo, en trozos grandes	1 taza	393	13/3	3.4/6	3.3	1.2	na	243	na	0	1908
Fideos con pollo, (Progresso Healthy Classics)	1 taza	76	1.6/.4	na	1	na	1.4 mg (BC)	na	na	0	na
Arroz y pollo, en trozos grandes (Campbell's)	1 taza	127	3/1	.67/1.4	1	2	3.5 mg (BC)	108	na	0	888
Vegetales con pollo, en trozos grandes, bajo en grasa y sodio	1 taza	96	1.2/.3	.26/.4	na	15.2	4 mg (BC)	na	na	0	461
Vegetales c/pollo con papas y queso, en trozos grandes	1 taza	175	12/4.4	na	.8	na	194 mcg (BC)	na	na	0	na

Alimento	Porción	Calorías	Grasa/Grasa saturada (gr)	Grasa Poli/ Mono (gr)	Fibra (gr)	Azúcares (gr)	Carotenoides (mcg o mg)	Potasio (mg)	*Grasa Omega-3	Ácidos grasos trans	Sodio
Pollo con arroz silvestre (Progresso)	1 taza	93	2/.6	.5/.98	na	11.9	na	na	na	0	784
Chile con carne de res	1 taza	192	7/3	na	4.5	na	128 mcg (BC)	na	na	0	na
Chile con carne con frijoles	1 taza	255	8/2	1/5.2	8*SOL	28.1	719 mcg (BC)	674	na	0	1043
Chile con carne sin frijoles	1 porción	305	20/7.5	.78/8.8	3.7	16	976 mcg (BC)	na	na	0	812
Chile con frijoles (Hormel)	1 taza	240	4.4/1.8	.86/1.7	8.4*SOL	4.6	na	662	na	0	463
Chile con frijoles (Old El Paso)	1 porción	248	10/2	2.2/4.3	10*SOL	21.6	na	na	na	0	588
Chile con frijoles, vegetariano (Hormel)	1 taza	205	.7/.12	.2/.07	10*SOL	6.2	na	803	na	0	778
Chile sin frijoles (Hormel)	1 taza	193.5	6.6/2	.85/2.2	3*SOL	3/3	na	349	na	0	970
Chile sin frijoles (Nestle's Chef Mate)	1 taza	430	32/14	1.8/13.6	3	.18	na	530	na	0	1588
Sopa de almejas, Manhattan, en trozos grandes	1 taza	134	3.4/2	.12/.98	3	19.7	828 mcg (BC)	59	alto	0	283
Sopa de almejas, New England (Progresso)	1 taza	117	2/.5	.42/67	1	4	5 mcg (BC)	384	alto	+	1001
Cangrejo	1 taza	76	1.5/.4	.16/.28	.7	4.2	77 mcg (BC)	346	alto	0	506
Pepino, en base leche	1 taza	197.5	12/4	na	.5	na	155 mcg (BC)	na	na	0	na
Pato	1 taza	410	37/12.5	na	.3	na	t	na	na	0	na
Huevo escalfado	1 taza	73	4/1	na	0	na	0	na	na	0	na
Escarola	1 taza	28	2/.5	.37/.8	na	1.8	843 mcg (BC)	265	na	0	3864
Sopa de frutas	1 taza	176	.2/0	na	4	na	504 mcg (BC)	na	na	0	na
Garbanzo	1 taza	207	3/.3	na	9*SOL	na	19 mcg (BC)	na	na	0	na

Alimento	Porción	Calorías	Grasa/Grasa saturada (gr)	Grasa Poli/ Mono (gr)	Fibra (gr)	Azúcares (gr)	Carotenoides (mcg o mg)	Potasio (mg)	*Grasa Omega-3	Ácidos grasos trans	Sodio
Ajo y huevo	1 taza	180.5	11/2	na	.4	na	0	na	na	0	na
Ajo & Pasta (Progresso)	1 taza	100	1.3/.3	.46/.36	3	2.04	na	299	na	0	450
Gazpacho	1 taza	46	.25/t	t/t	.5	2.2	1.5 mg (BC)	224	na	0	739
Puerro, crema de, en base leche	1 taza	172	8/3	na	.5	na	195 mcg (BC)	na	na	0	na
Lenteja (Progresso Healthy Classics)	1 taza	126	1.5/.3	.24/.81	6*SOL	20.3	1 mg (BC)	336	na	0	443
Lenteja con jamón	1 taza	139	3/1	.32/1.3	na*SOL	20.2	1 mg (BC)	357	na	0	1319
Frijoles lima	1 taza	111	3/1	na	5*SOL	na	2.5 mg (BC)	na	na	0	na
Macarrones y papa	1 taza	211	3.3/1.4	na	3	na	23 mcg (BC)	na	na	0	na
Matzo Ball	1 taza	119	5.5/1.3	na	.4	na	0	na	na	0	na
Minestrone (Progresso Healthy Classics)	1 taza	123	2.5/.4	.99/.92	1	20.3	1.2 mg (BC)	306	na	0	470
Minestrone, en trozos grandes	1 taza	127	3/1.5	.2/.9	6	4.6	na	612	na	0	864
Cebolla, crema de, en base leche	1 taza	172	8/3	1.6/1.5	.5	18.3	195 mcg (BC)	310	na	0	1004
Cebolla, francesa	1 taza	58	2/.3	na	1	na	0	na	na	0	na
Guisante, seco (Progresso Healthy Classics)	1 taza	180	2.3/.76	.42/.9	5*SOL	8.8	1.3 mg (BC)	463	na	0	420
Guisante, seco con jamón,	1 taza	185	4/1.6	.58/1.6	4*SOL	4.5	3 mcg (BC)	305	na	0	965
Arveja, seca con jamón, en trozos grandes, grasa reducido	1 taza	185	2.6/.7	.48/.98	na	27	na	na	na	0	833
Frijoles pinto	1 taza	191	.7/.1	na	13*SOL	na	0	na	na	0	na
Papa y queso	1 taza	187	8/4.6	na	1	na	44 mcg (BC)	na	na	0	na

Alimento	Porción	Calorías	Grasa/Grasa saturada (gr)	Grasa Poli/Mono (gr)	Fibra (gr)	Azúcares (gr)	Carotenoides (mcg o mg)	Potasio (mg)	*Grasa Omega-3	Ácidos grasos trans	Sodio
Sopa de papa,											
en trozos grandes	1 taza	192	12.5/4	4.8/5.9	1.5	13.4	46 mcg (BC)	na	na	des	na
Algas marinas	1 taza	83	4/1	na	.6	na	125 mcg (BC)	na	alto	0	na
Aleta de tiburón	1 taza	99	4/1	na	0	8.2	na	114	alto	0	1082
Hamburguesa del cuarto											
trasero (Sirloin)											
Vegetales (Campbell's)	1 taza	185	9/3	na	5.5	na	1.5 mg (BC)	na	na	0	na
Espinaca	1 taza	204	12/4	.74/1.2	2	na	3.6 mg (BC)	na	alto	0	na
Agridulce	1 taza	72	.8/.3	na	1.6	na	187 mcg (BC)	na	na	0	na
Tomate de jardín											
(Progresso)	1 taza	99	1/.17	.36/1.2	4	5.2	na	304	na	0	480
Tortilla	1 taza	238	14/4	na	1.4	na	106 mcg (BC)	na	na	0	na
Pavo, en trozos grandes	1 taza	134.5	4.4/1	1/1.7	na	na	na	na	na	0	na
Pavo y fideos,											
en trozos grandes	1 taza	177	5/1.4	na	1.3	14	1.8 mg (BC)	361	na	0	923
Tortuga y vegetales	1 taza	118	4/.8	na	.7	na	98 mcg (BC)	na	na	0	na
Vegetales (Progresso											
Healthy Classics)	1 taza	81	1.3/.3	.35/.44	1.5	13.2	1 mg (BC)	290	na	0	466
Carne de res y vegetales	1 taza	128.5	2/.65	.33/.65	4.4	9.6	1 mg (BC)	na	na	0	1095
Vegetales,											
en trozos grandes	1 taza	122	4/.5	1.4/1.6	1	4.4	3.2 mg (BC)	396	na	0	1010
Vegetales, receta casera	1 taza	100	4.5/.9	na	2	na	1.3 mg (BC)	na	na	0	na
Vichyssoise	1 taza	136	5/3	na	.5	na	187 mcg (BC)	na	na	0	na
Frijol blanco	1 taza	242	7/2.3	na	4	na	1.5 mcg (BC)	na	na	0	na

Alimento	Porción	Calorías	Grasa/Grasa saturada (gr)	Grasa Poli/Mono (gr)	Fibra (gr)	Azúcares (gr)	Carotenoides (mcg o mg)	Potasio (mg)	*Grasa Omega-3	Ácidos grasos trans	Sodio
Wonton	1 taza	182	7/2.3	na	.9	na	511 mcg (BC)	na	na	0	na
Zucchini, crema de, en base leche	1 taza	169	10/3	na	1	na	203 mcg (BC)	na	na	0	na
PRODUCTOS Y ALIMENTOS DE SOJA											
Natto	2 ct	19	1/.1	.56/.22	.5*SOL	.32	0	66	alto	0	1
Cereal para desayuno Nutlettes	½ taza	140	1.5/na	na	9*SOL	na	na	na	alto	0	na
Miso	½ taza	284	8/1.2	4.4/1.7	7*SOL	7.4	74 mcg (BC)	289	alto	0	126
Caldo de miso	1 taza	85	3.4/.6	na	2*SOL	na	2.7 mg (BC)	na	alto	0	na
Frijoles de soja, cocido de seco	1 taza	311	16/2.3	8.7/3.4	11*SOL	5.1	11 mcg (BC)	886	alto	0	2
Frijoles de soja, secos tostados (frutos secos de soja)	½ taza	219	18.6/1.7	9/4	8*SOL	28.1	56 mcg (BC)	1173	alto	0	1173
Tocino de soja	1 tira	16	1.5/.2	na	.1*SOL	na	3 mcg (BC)	na	alto	0	na
Soja Alitas de pollo fritas (Buffalo wings) (Morningstar Farms)	5 pedazos	200	9/1.5	na	3*SOL	na	na	na	alto	0	na
Soja Hamburguesas: Genérica	1 hamburguesa	140	6.3/1	3.7/1	3.2*SOL	na	0	315	alto	0	270
Better n Burgers (Morningstar Farms)	1 hamburguesa	80	0/0	na	3*SOL	na	na	na	alto	0	na
Breakfast Patties (Morningstar Farms)	1 hamburguesa	80	3/.5	na	2*SOL	na	na	na	alto	0	na

Alimento	Porción	Calorías	Grasa/Grasa saturada (gr)	Grasa Poli/ Mono (gr)	Fibra (gr)	Azúcares (gr)	Carotenoides (mcg o mg)	Potasio (mg)	*Grasa Omega-3	Ácidos grasos trans	Sodio
Harvest Burger (Morningstar Farms)	1 hamburguesa	140	4/1.5	na	5*SOL	na	na	na	alto	0	na
Manteca de soja	2 cd	170	11.6/t	na	.3	na	na	na	alto	0	na
Manteca de soja, tostada	2 cd	170	11/1.5	na	1	na	na	na	alto	0	na
Quesos de soja:											
No específico	1 oz	80–110	0–7/t	na	0	na	na	na	alto	0	na
Cheddar	1 oz	40	3/na	na	0	na	na	na	alto	0	na
Mozzarella	1 oz	20	0/0	na	0	na	na	na	alto	0	na
Queso cuajado de soja	4 oz	151	9/1.3	5/2	0	na	27 mcg (BC)	224	alto	0	23
Chips de soja sin sal	1 oz	152	9.8/1.2	2,6.5	1.4*SOL	na	15	361	alto	0	168
Galletas de soja (Essensmart):											
Almond Delight	1 c/u	136	4/t	na	1.2	na	na	na	alto	0	na
Orange & Raisin	1 c/u	126	2/0	na	1.4	na	na	na	alto	0	na
Ginger & Spice	1 c/u	136	4/t	na	1.4	na	na	na	alto	0	na
Bebidas de soja:											
Genisoy Natural Protein, polvo	1 cd	100	0/0	0	na	na	74 mg	100	alto	0	na
Genisoy Shake —chocolate	1 cd	120	0/0	2	na	na	na	100	alto	0	na
Genisoty Shake —vainilla	1 cd	130	0/0	0	na	na	na	100	alto	0	na
Revival Chocolate Daydream, con fructuosa	1 paquete	240	2.5/1	2	na	na	160 mg	na	alto	0	na

Alimento	Porción	Calorías	Grasa/Grasa saturada (gr)	Grasa Poli/ Mono (gr)	Fibra (gr)	Azúcares (gr)	Carotenoides (mcg o mg)	Potasio (mg)	*Grasa Omega-3	Ácidos grasos trans	Sodio
Chocolate Daydream, sin azúcar	1 paquete	130	2.5/1	0	na	na	160 mg	na	alto	0	na
Slim-Fast Chocolate Delite con proteínas de soja	2 cd	170	2/1	1	na	na	na	200	alto	0	na
Soyamax	2 cd	106	1.2/na	na	na	na	60 mg	na	alto	0	na
Spirutein Shake, cappuccino	2 cd	100	0/0	0	na	na	16 mg	400	alto	0	na
Spitutein Shake, chocolate	2 cd	99	0/0	5	na	na	15 mg	400	alto	0	na
Super-Green Pro-96	2 cd	100	1/0	na	na	12 mcg (BC)	27 mg	na	alto	0	na
Ultra Slim Fast con proteína de soja	1 lata	220	1/0	na	na	na	na	200	alto	0	na
Harina de soja	¼ taza	94	5/.6	2.4/.8	2*SOL	1.6	na	528	alto	0	3
Harina de soja, desgrasada	¼ taza	82	.3/t	.13/t	4.4*SOL	5	na	596	alto	0	5
Pan de soja	1 rebanada	69	1/3	na	.9	na	2 mcg (BC)	na	alto	0	3
Sémola de soja, seca	¼ taza	140	6/1	6	6	na	na	na	alto	0	228
Perro caliente de soja	2 c/u.	289	1.5-7/1.1	2.3/.3	1.8*SOL	na	0	266	alto	0	228
Big Franks (Loma Linda)	1 c/u.	110	7/1	na	2	na	0	na	alto	0	na
Carne fría de soja	1 rebanada normal	78	4.5/.7	na	1.4	na	0	na	alto	0	na
Fideos de soja	1 taza	500	.1/0	na	5.5	na	0	na	alto	0	na
Nuggets de soja	4 grandes	614	7.2/1.1	4.9/1.2	1.7*SOL	na	0	252	alto	0	216
Proteína de soja, texturada	¼ taza	80	0/0	0	4*SOL	6.4	na	115	alto	0	230

Alimento	Porción	Calorías	Grasa/Grasa saturada (gr)	Grasa Poli/Mono (gr)	Fibra (gr)	Azúcares (gr)	Carotenoides (mcg o mg)	Potasio (mg)	*Grasa Omega-3	Ácidos grasos trans	Sodio
Salsa de soja, normal	1 cd	8.5	0/0	0	.1	.3	0	38	alto	0	1005
Salsa de soja, sodio reducido	1 cd	8.5	0/0	0	.1	.3	0	32	alto	0	600
Brotes de soja	1 taza	100	6/na	0	2	na	na	na	alto	0	na
Barras suplemento de soja:											
Cerezos negros y almendras (Cliff)	1 barra	250	5/1.5	na	5	20	na	220	alto	0	110
Café moca y fudge (Gensoy)	1 barra	230	4/2.5	na	1	18	na	200	alto	0	150
Brownie de chocolate (Cliff)	1 barra	240	4.5/1.5	na	5	20	na	260	alto	0	150
Brownie de chocolate y fudge (Gensoy)	1 barra	240	5/3	na	2	22	na	250	alto	0	210
Mantequilla de maní con trozos grandes y fudge (Gensoy)	1 barra	240	7/2.5	na	2	26	na	270	alto	0	130
Galletitas y Crema (Gensoy)	1 barra	240	4.5/2.5	na	1	27	na	170	alto	0	250
Yogurt de maníes, cremoso (Gensoy)	1 barra	250	6/3	na	1	25	na	200	alto	0	160
Limón y semillas de amapola (Cliff)	1 barra	230	3.5/1.5	na	5	21	na	210	alto	0	110
Yogurt de soja	1 taza	102–150	2–4/na	na	1*SOL	na	na	na	alto	0	na
Tempeh	½ taza	165	9/1.7	1.3/1.9	7*SOL	4.7	na	201	alto	0	7
Hamburguesa de tempeh	1 hamburguesa	245	7.4/na	na	.9	na	na	na	alto	0	na

Alimento	Porción	Calorías	Grasa/Grasa saturada (gr)	Grasa Poli/Mono (gr)	Fibra (gr)	Azúcares (gr)	Carotenoides (mcg o mg)	Potasio (mg)	*Grasa Omega-3	Ácidos grasos trans	Sodio
Tofu, normal	½ taza	94	6/.9	3.3/1.3	1*SOL	2.3	67 mcg (BC)	150	alto	0	9
Tofu, firme	½ taza	97–120	6/1	2/1.5	1*SOL	.76	67 mcg (BC)	186	alto	0	15
Tofu, de seda	½ taza	72	2.4/t	1.5/.5	0	1.27	67 mcg (BC)	194	alto	0	36
Tofu, suave	½ taza	86	5/1	2.6/1	0	.87	67 mcg (BC)	149	alto	0	10
Yogurt de tofu	1 taza	246	4.7/.7	2.7/1	.5*SOL	na	na	123	alto	0	92
Tofutti, chocolate	1 taza	359	24/5.2	na	6*SOL	na	11 mcg (BC)	na	alto	0	na
Tofutti, sabores, sin chocolate	1 taza	427	30/4	na	1.2*SOL	na	19 mcg (BC)	na	alto	0	na

TOMATES Y PRODUCTOS CON TOMATE

Alimento	Porción	Calorías	Grasa/Grasa saturada (gr)	Grasa Poli/Mono (gr)	Fibra (gr)	Azúcares (gr)	Carotenoides (mcg o mg)	Potasio (mg)	*Grasa Omega-3	Ácidos grasos trans	Sodio
En lata, cortado	½ taza	30	0/0	0	2	7.3	11.25 mg (LYC)	293	na	0	132
En lata, triturado	½ taza	29	.25/0	t/t	1.5	5.6	11.25 mg (LYC)	264	na	0	282
En lata, enteros	½ taza	25	0/0	0	1	3	11.5 mg (LYC)	226	na	0	154
Frescos, hervidos	½ taza	32	.5/.07	.24/.09	1.3	4.7	360 mcg (BC) 5 mg (LYC)	427	na	0	9
Salsa Marinara	½ taza	71	2.6/.4	na	2	na	285 mcg (BC)	na	na	0	na
Salsa Marinara (Contadina)	½ taza	80	4/.5	na	2	na	na	na	na	0	na
Salsa Marinara (Prego)	½ taza	110	6/1.5	na	3	na	na	na	na	0	na
Pasta	½ taza	107	.7/.1	.3/.1	5.4	15.9	1.6 mg (BC)	1328	na	0	1035
Pasta, sin sal	½ taza	107	.6/.13	.2/.08	5.9	13.6	38 mg (LYC)	1328	na	0	128
Salsa para pizza (Contadina)	¼ taza	34	7/.3	na	1.3	na	512 mcg (BC)	na	na	0	na
Puré	½ taza	50	.2/.02	na	2.5	na	21 mg (LYC)	na	na	0	na
Al natural, cherry	1 cherry	4	.06/t	.02/t	.2	.45	na	40	na	0	1
Al natural, verde	1 mediano	30	.25/.03	.1/.03	1.4	4.9	na	251	na	0	16
Al natural, italiano	1 mediano	13	.2/.02	.08/.03	.7	1.6	na	147	na	0	3

Alimento	Porción	Calorías	Grasa/Grasa saturada (gr)	Grasa Poli/ Mono (gr)	Fibra (gr)	Azúcares (gr)	Carotenoides (mcg o mg)	Potasio (mg)	*Grasa Omega-3	Ácidos grasos trans	Sodio
Al natural, naranja	1 mediano	18	.2/.03	.08/.03	1	3.5	na	235	na	0	47
Al natural, rojo	1 mediano	26	.4/.05	.16/.06	1.4	3.2	483 mcg (BC) 3.7 mg (LYC)	292	na	0	6
Al natural, amarillo	1 mediano	32	.6/.07	.2/.08	1.5	6.3	na	597	na	0	49
Salsa, en lata	1 taza	78	.3/.1	.04/.04	1.8	5.2	512mcg (BC) 22 mg (LYC)	405	na	0	642
Salsa para espaguetis:											
En trozo	½ taza	50	1/0	na	2	na	na	na	na	0	na
Tradicional (Ragu)	½ taza	80	2.6/.36	1.3/.54	0	5.4	na	na	na	0	736
Ajo (Healthy Choice)	½ taza	50	1/0	na	0	na	na	na	na	0	na
Estilo casero (Hunt's)	½ taza	60	2/.3	na	2	na	na	na	na	0	na
Italiana (Healthy Choice)	½ taza	40	0/0	na	0	na	na	na	na	0	na
Carne (Contadina)	½ taza	100	3/1	na	0	na	na	na	na	0	na
Carne (Prego)	½ taza	140	6/1.5	na	3	na	na	na	na	0	na
Carne (Ragu)	½ taza	110	5/0	na	0	na	na	na	na	0	na
Sin carne	½ taza	48	1/.16	na	na	na	na	na	na	0	na
Hongos (Healthy Choice)	½ taza	50	.7/0	na	2.3	na	285 mcg (BC)	na	na	0	na
Hongos (Prego)	½ taza	110	3/1	na	3	na	285 mcg (BC)	na	na	0	na
Hongos (Ragu)	½ taza	110	2/0	na	0	na	285 mcg (BC)	na	na	0	na
Parmesano con hierbas y queso	½ taza	72	2/.3	1/.4	2	12.4	na	434	na	0	na
Sencilla	½ taza	140	4.5/1.5	na	2	na	285 mcg (BC) 20 mg (LYC)	na	na	0	601
Lista para servir	½ taza	70	1.6/.19	1.2/.9	.5	11	285 mcg (BC)	470	na	0	13
Lista para servir, sin sal	½ taza	45	.24/.03	.03/.8	1.8	5.2	20 mcg (LYC)	453	na	0	na

Alimento	Porción	Calorías	Grasa/Grasa saturada (gr)	Grasa Poli/Mono (gr)	Fibra (gr)	Azúcares (gr)	Carotenoides (mcg o mg)	Potasio (mg)	*Grasa Omega-3	Ácidos grasos trans	Sodio
Salchichas	½ taza	180	9/2.5	na	3	na	na	na	na	0	na
Tomate y albahaca	½ taza	110	3/.5	na	3	na	na	na	na	0	na
Vegetales (Hunt's)	½ taza	62	1/.1	na	2	na	na	na	na	0	na
Vegetales (Healthy Choice)	½ taza	50	.6/0	na	2.5	na	na	na	na	0	na
Guisado	½ taza	35	1.3/2.6	.4/.52	2	na	na	125	na	0	na
Secos al sol	½ taza	70	.8/.1	na	3.3	na	na	na	na	0	na
PAVO											
Asado:											
Pechuga (carnes/piel)	100 gr	189	7.4/2	1.8/2.4	0	0	0	288	na	0	63
Partes oscuras	1 taza	262	10/3.4	3/2.3	0	0	0	406	na	0	111
Pata	1 pata	148	7/2	1.9/2	0	0	0	199	na	0	55
Partes claras	1 taza	276	12/3	2.8/3.9	0	0	0	399	na	0	88
Menudos:											
Hervidos a fuego lento	1 taza	289	17/5.7	1.8/7.2	0	0	0	392	na	0	93
Hamburguesas:											
Empanada, frita	1 hamburguesa	181	11.5/3	3/4.8	.3	0	0	176	na	0	512
Hamburguesa, cocida	1 hamburguesa (4 oz)	193	11/3	na	0	0	0	na	na	0	na
Jamón de pavo (Louis Rich)	1 rebanada deli-fina	15	.38/.12	09/.1	0	.13	0	41	na	0	158
Jamón de pavo, curado con miel (Louis Rich)	1 rebanada	30	1/0	.3/.5	0	.4	0	80	na	0	312
Jamón de pavo, ahumado (Mr. Turkey)	1 oz	32	1.3/0	.25/.38	0	.34	0	72	na	0	258

Alimento	Porción	Calorías	Grasa/Grasa saturada (gr)	Grasa Poli/ Mono (gr)	Fibra (gr)	Azúcares (gr)	Carotenoides (mcg o mg)	Potasio (mg)	*Grasa Omega-3	Ácidos grasos trans	Sodio
TERNERA											
BLADE, asado al horno	3 oz	158	7/3	.54/2.7	0	0	0	260	na	0	85
Costilla, asado a la parrilla	1 costilla mediana	232	13/5.6	na	0	0	0	na	na	0	na
Chuleta pequeña, asada a la parrilla	1 chuleta pequeña	136	4/1.6	na	0	0	0	na	na	0	na
Chuleta pequeña, empanada, frita	1 chuleta pequeña	194	8/2.6	na	3	.57	0	373	na	0	455
De carne molida, asada a la parrilla	3 oz	146	6.4/2.5	.47/2.4	0	0	0	266	na	0	71
Hígado, frito en sartén	3 oz	208	7.2/2.3	1.2/1.3	0	0	0	388	na	0	94
VEGETALES Y LEGUMBRES**											
Brotes de alfalfa, al natural	1 taza	10	.2/.02	na	1	na	na	na	na	0	na
Alcachofa:											
Corazones, en lata, en agua	⅔ taza	44	0/0	0	6	na	na	na	na	0	na
Corazones, cocidos de co ˈfngelados	3 oz	30	0/0	0	4	.66	na	209	na	0	229
Marinada	⅔ taza	168	14/2	na	8	na	na	na	na	0	na
Alcachofas entera,											
GLOBE; cocidos	1 mediana	60	.2/.04	.08/t	6.5	1.19	na	425	na	0	397
Arugula, al natural, cortada	1 taza	5	.1/t	.03/t	.3	.2	na	37	alto	0	3
Espárragos, cocidos:											
Espárragos en lata	6 c/u.	21	.7/.2	.3/.02	2	1.14	na	186	na	0	310

*** Cocinadas con sal salvo que se indique lo contrario (para reducir el sodio, no use sal al hervir, hornear o freír)

Alimento	Porción	Calorías	Grasa/Grasa saturada (gr)	Grasa Poli/Mono (gr)	Fibra (gr)	Azúcares (gr)	Carotenoides (mcg o mg)	Potasio (mg)	*Grasa Omega-3	Ácidos grasos trans	Sodio
Frescos, cortes y puntas	½ taza	22	.3/.06	1/t	1.5	2.5	na	271	na	0	3
Fresco, tallo	6 c/u.	22	t/t	.08/t	2	1.8	na	194	na	0	2
Congelados, cortes y puntas	½ taza	25	.4/.1	na	1.5	na	na	na	na	0	na
Congelados, tallo	6 c/u.	25	t/t	t	2	3.6	na	220	na	0	7
Brotes de bambú, en lata; escurridos; en rebanadas	1 taza	15	.3/.06	.1/t	1	1.2	na	52	na	0	5
Frijoles, cocidos:											
Adzuki, hervidos	½ taza	147	.1/.04	na	8*SOL	28.5	na	612	na	0	9
Frijoles negros, en lata	½ taza	114	.4/.1	.1/.03	7.5*SOL	20	na	378	na	0	461
Frijoles con ojo negro	½ taza	na	na	na	na	na	na	na	na	0	na
Garbanzos, en lata	½ taza	135	2/.2	.6/.3	7*SOL	27	na	206	na	0	359
Habas, en lata	½ taza	135	.2/.04	.11/.6	5*SOL	15.9	na	310	na	0	580
Great Northern, en lata	½ taza	91	.5/.1	.21/.2	7*SOL	27.5	na	460	na	0	5
Frijol rojo, hervido	½ taza	149	.4/.06	.2/.29	7*SOL	2.3	na	303	na	0	379
Frijol rojo, en lata	½ taza	113	.4/.05	.24/.03	4.5*SOL	.28	na	357	na	0	211
Lima blanca, hervida	½ taza	104	.25/.05	.13/.02	5*SOL	1.39	na	485	na	0	215
Lima blanca, en lata	½ taza	105	.4/.08	na	5*SOL	na	na	na	na	0	na
Lima blanca, cocida de congelado	½ taza	88	.3/.06	.14/t	5*SOL	1.14	na	258	na	0	246
Mung (brote de semilla oriental), hervido	½ taza	85	.3/.1	.13/.05	8*SOL	2	na	269	na	0	240

Alimento	Porción	Calorías	Grasa/Grasa saturada (gr)	Grasa Poli/ Mono (gr)	Fibra (gr)	Azúcares (gr)	Carotenoides (mcg o mg)	Potasio (mg)	*Grasa Omega-3	Ácidos grasos trans	Sodio
Navy, hervido	½ taza	106	.5/.1	.3/.09	6*SOL	.34	na	354	na	0	216
Navy, en lata	½ taza	129	.5/.1	.24/.05	7*SOL	.37	na	377	na	0	587
Frijoles pinto, hervidos	½ taza	148	.4/.09	.16/.11	7*SOL	22.4	na	373	na	0	203
Frijoles pinto, enlatados	½ taza	117	1/.2	.35/.2	5.5*SOL	.26	na	292	na	0	353
Habichuelas, verdes, al estilo francés:											
En lata	½ taza	18	.1/.03	.12/t	2*SOL	3.9	na	106	na	0	425
Fresca	½ taza	22	.1/.04	.03/t	2*SOL	.77	na	115	na	0	3
Congelada	½ taza	18	.1/.03	.06/t	2*SOL	.83	na	85	na	0	6
Habichuela, amarilla											
En lata	½ taza	18	.1/.03	.03/t	2*SOL	3.06	na	74	na	0	1
Fresca	½ taza	22	.1/.04	.03/t	2*SOL	3.9	na	115	na	0	3
Congelada	½ taza	18	.1/.02	.05/t	2*SOL	4.35	na	85	na	0	165
Blanco, hervido	½ taza	125	.3/.08	.25/.05	5.5*SOL	23	na	414	na	0	213
Blanco, en lata	½ taza	153	.4/.1	.16/.03	7*SOL	28.7	na	595	na	0	7
Brotes de frijol (Mung), al natural	1 taza	31	.2/.05	na	2	na	na	na	na	0	na
Brotes de frijol (Mung), en lata	1 taza	15	.08/.02	na	1	na	na	na	na	0	na
Remolachas:											
Al natural	2 c/u	70	.3/.04	.1/.05	5	11	na	533	na	0	128
En lata, en rebanadas	½ taza	26	.1/.02	.04/.02	1.5	4.7	na	126	na	0	165
Cocida fresca, en rebanadas	½ taza	37	.15/.02	.05/.03	2	6.8	na	259	na	0	65

Alimento	Porción	Calorías	Grasa/Grasa saturada (gr)	Grasa Poli/ Mono (gr)	Fibra (gr)	Azúcares (gr)	Carotenoides (mcg o mg)	Potasio (mg)	*Grasa Omega-3	Ácidos grasos trans	Sodio
Al escabeche,										
en rebanadas	½ taza	74	.09/.01	.03/.02	3	18.5	na	168	na	0	300
Entera, en lata	1 taza	51	.3/.03	.06/.03	3	16	na	391	na	0	352
Entera, cocido fresca	2 c/u.	44	.2/.03	.06/.03	2	7.9	na	305	na	0	77
Remolacha verde, cocida	½ taza	20	.14/.02	.05/.03	2	3.9	1.8 mg/BC	654	na	0	343
Fruto del árbol del pan,										
cocido	½ taza	145	.3/.1	na	7	na	31 mcg (BC)	na	na	0	na
Brócoli, al natural:										
Cortado	1 taza	25	.3/.05	.03/.01	2.6	1.5	685 mcg (BC) 2 mg (LU+Z)	278	alto	0	29
Tallo	2 c/u.	18	.05/t	.03/2	2	1	483 mcg (BC)	196	alto	0	20
Brócoli, cocidos de fresco:										
Cortado	½ taza	22	.3/.04	.13/t	2	1	813 mcg (BC) 1.7 mg (LU+Z)	229	alto	0	204
Tallo	2 c/u.	21	.3/.04	.12/.02	2	1	771 mcg (BC) 1.6 mg (LU+Z)	217	alto	0	194
Brócoli, cocido de congelado:										
Cortado	½ taza	25	.1/.01	.05/t	2	1.3	920 mcg (BC) 764 mcg (LU+Z)	217	alto	0	239
Tallo	½ taza	26	.1/.01	.05/t	3	1.3	920 mcg (BC) 764 mcg (LU+Z)	131	alto	0	239
Flor de brócoli:										
Al natural	1 taza	20	.2/0	.12/.02	2	3.7	58 mcg (BC)	231	alto	0	19
Cocido	½ taza	14	.1/0	na	1.5	na	37 mcg (BC)	na	alto	0	na

Alimento	Porción	Calorías	Grasa/Grasa saturada (gr)	Grasa Poli/Mono (gr)	Fibra (gr)	Azúcares (gr)	Carotenoides (mcg o mg)	Potasio (mg)	*Grasa Omega-3	Ácidos grasos trans	Sodio
Repollitos de Bruselas:											
Cocidos de frescos	½ taza	32	.4/.08	.2/.03	2	6.7	363 mcg (BC)	247	alto	0	200
Cocidos de congelados	½ taza	33	.3/.02	.02/.03	3	6.4	1 mg (LU+Z) na	252	alto	0	201
Repollo, variedades comunes:											
Al natural, en tiras o cortado en trozos pequeños	1 taza	22	.2/.03	.04/t	2	2.5	58 mcg (BC) 276 mcg (LU+Z)	172	na	0	13
Cocido, escurrido	½ taza	17	.3/.04	.07/.01	2	3.5	68 mcg (BC)	105	na	0	183
Repollo:											
Bok Choy, al natural, en tiras	1 taza	9	.1/.01	.07/.01	.7	.83	na	176	na	0	46
Bok Choy, cocido	½ taza	10	.1/.01	.06/.01	1.5	.7	na	315	na	0	230
Repollo, rojo:											
Al natural, cortado	1 taza	19	.2/.02	.11/.05	1.4	3.5	na	216	na	0	24
Cocido, escurrido	½ taza	16	.15/.02	.07/.01	1.5	3.5	na	105	na	0	283
Repollo rizado:											
Al natural, cortado	1 taza	19	.07/t	.03/t	2	1.6	na	161	na	0	20
Cortado, escurrido	½ taza	17	.05/t	.03/t	2	3.9	na	133	na	0	189
Alcaparras	1 cd	2	.07/.02	.03/t	.03	.04	7 mcg (BC)	3	na	0	255
Zanahorias:											
Fresca, rallada	1 taza	47	.2/.03	.13/.01	3*SOL	5	5 mg (AC) 9.7 mg (BC)	352	na	0	76
Fresca, entera	1 mediana	26	.1/.02	.08/.01	2*SOL	3.3	2.8 mg (AC) 5.4 mg (BC)	230	na	0	50

Alimento	Porción	Calorías	Grasa/Grasa saturada (gr)	Grasa Poli/Mono (gr)	Fibra (gr)	Azúcares (gr)	Carotenoides (mcg o mg)	Potasio (mg)	*Grasa Omega-3	Ácidos grasos trans	Sodio
Zanahorias, en rebanadas:											
En lata	½ taza	28	.2/.03	.08/t	2*SOL	3	4.3 mg (AC) 7 mg (BC)	183	na	0	295
Cocidas de frescas, escurridas	½ taza	35	.1/.02	.07/t	2.5*SOL	2.7	3.2 mg (AC) 6.3 mg (BC)	140	na	0	236
Cocidas de congeladas, escurridas	½ taza	26	.08/.01	.23/.03	2.5*SOL	2.9	4 mg (AC)	95	na	0	215
Zanahorias, bebé:											
Al natural	4 medianas	15	.2/.04	.03/t	.7*SOL	1.9	1.7 mg (AC) 3 mg (BC)	na	na	0	31
Cocidas de congeladas	⅔ taza	35	0/0	na	2*SOL	na	na	186	na	0	57
Coliflor:											
Al natural	1 taza	25	.2/.03	.1/.01	2.5	2.4	na	303	na	0	30
Cocido de fresco, escurrido	½ taza	14	.3/.04	.12/.02	2	.87	na	88	na	0	150
Cocido de congelado, escurrido	½ taza	17	.2/.03	.09/.01	2.5	.94	na	125	na	0	229
Apio:											
Al natural	1 tallo mediano	6	.06/.02	.03/.01	.7	.73	60 mcg (BC) 93 mcg (LU+Z)	104	na	0	32
Cocido de fresco	½ taza	13	.1/.03	.03/t	1	.11	158 mcg (BC) 188 mcg (LU+Z)	213	na	0	245
Apio-nabo, cocido	½ taza	21	.15/0	na	.5	4.6	na	134	na	0	230

Alimento	Porción	Calorías	Grasa/Grasa saturada (gr)	Grasa Poli/ Mono (gr)	Fibra (gr)	Azúcares (gr)	Carotenoides (mcg o mg)	Potasio (mg)	*Grasa Omega-3	Ácidos grasos trans	Sodio
Acelga											
Al natural	1 taza	7	.6/.01	.02/.01	6	4	1.4 mg (BC)	136	alto	0	77
Cocido de fresco	½ taza	17	.07/0	na	2	.96	na	480	alto	0	363
Chayote o guatila:											
Al natural	1 chayote	39	.3/.06	.11/.02	3.5	3.8	0	254	na	0	4
Cocido	½ taza	19	.3/.07	na	3	4	na	138	na	0	190
Col:											
Cocida de fresca	½ taza	25	.3/.04	.16/.02	2.5	4.7	4 mg (BC)	110	alto	0	239
Cocida de congelado	½ taza	30	.35/.05	na	2.5	.48	7.7 mg (LU+Z) na	213	na	0	243
Maíz (blanco):											
En lata	½ taza	66	.8/.1	.25/.15	1.5	20.8	na	195	na	0	286
Cocido de fresco, mazorca	1 mazorca	96	1/.2	.54/.3	2	3.6	na	222	na	0	225
Cocido de congelado, mazorca	1 mazorca	68	.4/.1	.22/.1	2	14	0	158	na	0	151
Estilo cremoso	½ taza	92	.5/.08	.25/.16	1.5	2.8	na	172	na	0	365
Grano; cocido de congelado	½ taza	66	.35/.05	.2/.2	2	16	na	121	na	0	201
Maíz (amarillo):											
En lata	½ taza	83	.5/.08	.3/.18	2	3.6	928 mcg (LU+Z)	210	na	0	193
Cocido de fresco, mazorca	1 mazorca	83	1/.15	.5/.3	2	2.8	1.4 mg (LU+Z)	222	na	0	225
Cocido de congelado, mazorca	1 mazorca	68	.4/.1	.22/.1	2	2.3	43 mcg (BC)	158	na	0	151

Alimento	Porción	Calorías	Grasa/Grasa saturada (gr)	Grasa Poli/Mono (gr)	Fibra (gr)	Azúcares (gr)	Carotenoides (mcg o mg)	Potasio (mg)	*Grasa Omega-3	Ácidos grasos trans	Sodio
Estilo cremoso	½ taza	92	.5/.08	.17/.1	1.5	2.5	na	191	na	0	201
Grano, cocido de congelado	½ taza	82	.6/.09	.25/.16	2	4.1	64 mcg (BC)	172	na	0	365
Rebanadas de pepino con piel	1 taza	14	.1/.02	.03/0	.8	.87	143 mcg (BC)	76	na	0	1
Rebanadas de pepino sin piel	1 taza	14	.2/.05	t/t	1	1.6	37 mcg (BC)	162	na	0	2
Dientes de león verde:											
Al natural	1 taza	25	.4/.09	.17/t	2	2.1	4.6 mg (BC)	218	na	0	42
Cocido	½ taza	17	.3/.07	na	1.5	1.4	3.7 mg (BC)	122	na	0	147
Berenjena, hervida	1 taza	28	.2/.04	.04/.02	2.5	3.7	na	122	na	0	237
Berenjena, en dados, al natural	1 taza	21	.15/.03	.06/.01	2	1.9	na	189	na	0	1
Escarola, fresca, cortada	1 taza	8.5	.1/.02	.02/t	1.5	t	480 mcg (BC)	79	na	0	6
Hojas de parra, al natural	1 taza	13	.3/.05	.15/.01	1.5	.88	2.3 mg (BC)	38	na	0	1
Jícama; al natural	1 taza	49	.1/.03	.06/t	6	2.3	na	195	na	0	5
Kalena											
Al natural, cortada	1 taza	34	.5/.06	.23/t	1	na	6 mg (BC) 26 mg (LU+Z)	299	alto	0	29
Cocida fresca	½ taza	19.5	.3/.04	.25/.04	1	.8	4 mg (BC) 10 mg (LU+Z)	296	alto	0	337
Cocida de congelado	½ taza	19.5	.03/t	.3/.05	1	.87	2.5 mg (BC)	417	alto	0	326

Alimento	Porción	Calorías	Grasa/Grasa saturada (gr)	Grasa Poli/ Mono (gr)	Fibra (gr)	Azúcares (gr)	Carotenoides (mcg o mg)	Potasio (mg)	*Grasa Omega-3	Ácidos grasos trans	Sodio
Kohirabi:											
Al natural	1 taza	36|	.1/.01	.06/t	5	3.5	na	473	na	0	27
Cocido	½ taza	24	.09/t	.04/t	1	1.8	na	281	na	0	212
Puerros:											
Al natural	1 puerro, bulbo/ hojas de abajo	54	.3/.04	.15/t	1.6	3.5	na	160	alto	0	18
Ccido	1 puerro, bulbo/ hojas de abajo	38	.25/.03	.14/t	1	na	na	108	alto	0	305
Lentejas:											
Cocidas de secas	½ taza	115	.3/.05	.17/.06	8*SOL	1.8	na	365	na	0	236
Brotes	1 taza	82	.4/.04	.17/.06	3*SOL	na	na	248	na	0	8
Lechuga, al natural, cortada:											
Boston/ mantecosa	1 taza	7	.1/.01	.06/t	.6	.52	na	131	na	0	3
Escarola	1 taza	8	t/t	t/t	1	na	na	na	na	0	na
Repollada	1 taza	7	.1/.01	.05/t	.8	.97	106 mcg (BC) 194 mcg (LU+Z)	102	na	0	7
Hojas sueltas	1 taza	10	.2/.02	.03	1	.28	na	70	alto	0	10
Radicha	1 taza	9	.1/.02	na	.4	.24	na	na	alto	0	na
Romana	1 taza	8	t/t	t/t	1	.56	712 mcg (BC) 1.5 mg (LU+Z)	116	alto	0	4

Alimento	Porción	Calorías	Grasa/Grasa saturada (gr)	Grasa Poli/ Mono (gr)	Fibra (gr)	Azúcares (gr)	Carotenoides (mcg o mg)	Potasio (mg)	*Grasa Omega-3	Ácidos grasos trans	Sodio
Hongos:											
Al natural, tipos comunes,											
en rebanadas	1 taza	18	.2/.03	.09/t	.9	1.3	na	60	na	0	220
En lata, tipo común	¼ taza, pedazos	19	.2/.03	.09/t	2	1.7	na	101	na	0	332
Sombrerete, en											
vinagre	8 c/u	11	t/t	t/t	1	na	na	na	na	0	na
Cocido de natural	½ taza, pedazos	21	.4/.05	.14/t	2	1.7	na	278	na	0	186
Ostra, al natural	1 grande	55	.8/0	na	4	na	na	na	na	0	na
Portobella, al natural	3.5 oz	26	.2/.03	.08/t	1.5	1.8	na	484	na	0	6
Shitake, cocido	½ taza, pedazos	40	.2/.04	.02/.05	1.5	10.3	na	85	na	0	174
Shitake, secos	4 hongos	44	.15/.04	.02/.05	2	3.4	na	230	na	0	2
Straw, en lata	½ taza	29	.6/.08	.24/.01	2	4.2	0	71	na	0	349
Quingombó (Okra):											
Al natural	1 taza	33	.1/.03	.03/.02	3	1.2	28 mcg (AC) 432 mcg (BC)	303	na	0	8
Cocida fresca,											
en rebanadas	½ taza	26	.1/.04	.03/.04	2	3.6	136 mcg (BC) 312 mcg (LU+Z)	108	na	0	193
Cocida de congelado,											
en rebanadas	½ taza	34	.1/t	t/t	3	2.6	na	205	na	0	220
Cebollas:											
Al natural	1 mediana	42	.2/.03	.1/.04	2	6.8	na	230	na	0	5

Alimento	Porción	Calorías	Grasa/Grasa saturada (gr)	Grasa Poli/ Mono (gr)	Fibra (gr)	Azúcares (gr)	Carotenoides (mcg o mg)	Potasio (mg)	*Grasa Omega-3	Ácidos grasos trans	Sodio
Al natural, cortada	½ taza	31	.1/.02	.07/.02	1.5	4.7	na	158	na	0	3
Cocida	½ taza	46	.2/.03	t/t	1.5	.34	na	12	na	0	18
Verde, de primavera, cortada	½ taza, bulbo/tope	16	t/t	t/t	1	1.2	196 mcg (BC)	138	na	0	8
Fileteadas, deshidratadas	1 cd	17	t/t	t/t	.5	1.8	na	81	na	0	1
Corazones de palma, en lata	1 taza	41	1/.2	.3/.15	3.5	6.7	na	258	na	0	622
Perejil, al natural: Cortado	½ taza	11	.2/.03	.04/.09	1	.26	1 mg (BC)	166	na	0	17
Ramitos	5 ramitos	2	t/t	t/t	.1	0	156 mcg (BC)	3	na	0	0
Pastinaca, cocida, en rebanadas	½ taza	63	.2/.04	.04/t	3	15.2	na	286	na	0	192
Guisantes: Verdes, en lata	½ taza	59	.3/.05	.14/.03	3.5*SOL	3.5	272 mcg (BC) 1 mg (LU+Z)	147	na	0	214
Verdes, cocidos de frescos	½ taza	62	.2/.04	.08/.01	4*SOL	4.7	na	217	na	0	191
Verdes, cocidos de congelados	½ taza	62	.2/.04	.1/.02	4*SOL	11.4	256 mcg (BC)	134	na	0	258
Vainas, comestibles, cocidas	½ taza	33	t/t	t/t	2*SOL	na	na	na	na	0	na
Secos, cocidas de secos	½ taza	115	.4/.05	.16/.08	8*SOL	2.8	na	355	na	0	233

Alimento	Porción	Calorías	Grasa/Grasa saturada (gr)	Grasa Poli/ Mono (gr)	Fibra (gr)	Azúcares (gr)	Carotenoides (mcg o mg)	Potasio (mg)	*Grasa Omega-3	Ácidos grasos trans	Sodio
Pimientos:											
Banana, al natural	1 mediana	12	.2/.02	.11/.01	1.5	.9	18 mcg (AC) 85 mcg (BC)	118	na	0	6
Chile, verde, en lata	½ taza	14	.07/t	.1/.01	1	3.2	na	79	na	0	276
Chile, verde, al natural	1 mediano	18	.09/t	t/t	.7	2.3	na	153	na	0	3
Chile, rojo, en lata	½ taza	14	.07/t	t/t	1	1.2	na	68	na	0	428
Chile, rojo, al natural	1 mediano	18	.09/t	.1/t	.7	2.4	na	145	na	0	4
Jalapeo, en rebanadas, en lata	½ taza	14	.5/.05	.04/t	3	.48	na	30	na	0	0
Jalapeño, al natural	1 mediano	18	.1/0	.35/.04	.7	1.5	1.5 mg (BC)	131	na	0	1136
Pimientos, dulces, verdes:											
Al natural	1 mediano	32	.2/.03	.07.01	2	2.9	635 mcg (BC)	208	na	0	4
Cocidos, cortados	½ taza	19	.1/.02	.1/.01	.8	6.2	na	153	na	0	219
Pimientos, dulces, rojos:											
Al natural	1 mediano	32	.2/.03	.19	.2	5	70 mcg (AC) 2.8 mg (BC)	251	na	0	2
Cocidos, cortados	½ taza	19	.1/.02	.09/t	.8	6.2	42 mcg (AC) 1.5 mg (BC)	153	na	0	219
Marinados	1 oz	10	0/0	0	t	2.7	na	102	na	0	958
Pimientos, dulces, amarillos:											
Al natural	1 grande	50	.4/.06	na	2	11.7	223 mcg (BC)	394	na	0	4
En tiras	10 tiras	14	.1/.02	na	.5	3.3	62 mcg (BC)	110	na	0	1
Papas:											
Au gratin	1 taza	323	19/12	2.6/6.3	4	27.6	na	970	na	des	1061
Horneadas con piel	1 mediana	220	t/t	t/t	5	36.6	0	926	na	0	8

Alimento	Porción	Calorías	Grasa/Grasa saturada (gr)	Grasa Poli/Mono (gr)	Fibra (gr)	Azúcares (gr)	Carotenoides (mcg o mg)	Potasio (mg)	*Grasa Omega-3	Ácidos grasos trans	Sodio
Horneadas sin piel	1 mediana	145	t/t	t/t	2	33.6	0	610	na	0	8
Hervidas sin piel	1 mediana	116	t/t	t/t	2	33.4	0	548	na	0	402
En lata	1 taza	108	.4/.1	.16/t	4	24.5	0	412	na	0	394
Papas a la francesa congeladas	10 papitas	100	4/.6	.39/2.4	2	.8	na	209	na	des	15
Hash browns congeladas	½ taza	170	9/4	¼	2	1.2	na	340	na	des	27
Puré con leche entera	1 taza	162	1.3/.7	.14/.26	4	3.2	0	622	na	0	634
Cocidas en microondas con piel	1 mediana	212	t/t	t/t	5	48.7	0	903	na	0	16
Gratinadas (Stouffer's)	½ taza	140	6/1	.24/1.5	2	15.6	na	249	na	des	418
Calabaza, puré: En lata	½ taza	41	.03/.01	.2/.04	3.5	9.9	6 mg (AC) 8.5 mg (BC)	252	alto	0	295
Cocida fresca	½ taza	25	.08/.04	t/.01	1.5	1.2	na	282	alto	0	290
Rábanos, al natural	½ taza	12	.3/.02	.03/.01	1	1.2	na	155	na	0	23
Nabo sueco, cocido, puré	½ taza	47	.3/.04	.11/.03	2	7.2	na	391	na	0	305
Choucroute, en lata, bajo en sodio	1 taza	27	.2/.05	.09/.02	4	2.5	na	241	na	0	437
Algas marinas, tipo kelp, al natural	2 cd	4	.06/.03	t/.01	.13	.06	na	9	alto	0	23
Chalotes, al natural	1 cd	7	.01/t	t/t	t	1.7	na	33	na	0	1

Alimento	Porción	Calorías	Grasa/Grasa saturada (gr)	Grasa Poli/ Mono (gr)	Fibra (gr)	Azúcares (gr)	Carotenoides (mcg o mg)	Potasio (mg)	*Grasa Omega-3	Ácidos grasos trans	Sodio
Espinaca:											
Al natural	1 taza	7	.1/.02	.05/t	1	.13	1.7 mg (BC) 3.5 mg (LU+Z)	167	alto	0	24
En lata	½ taza	25	.5/.08	.18/.01	2.5	3.4	5 mg (BC)	269	alto	0	373
Cocida fresca	½ taza	20	.25/.03	.1/t	2	3.4	4.7 mg (BC)	419	alto	0	275
Cocida congelado	½ taza	27	.2/.03	.2/0	3	4.9	6.3 mg (LU+Z) na	287	alto	0	306
Zapallos, de verano:											
Amarillo, al natural	1 taza	23	.2/.05	.1/.02	2	2.5	102mcg (BC) 261 mcg (LU+Z)	296	alto	0	2
Amarillo, cocido	½ taza	14	.07/.1	.12/.02	1.5	2.3	na	173	alto	0	213
Zucchini, al natural	1 taza	17	.2/.04	.02/t	1.5	1.5	508 mcg (BC) 2.6 mg (LU+Z)	228	alto	0	215
Zucchini, cocido	½ taza	14	.04/t	.09/.02	1.2	2.1	na	325	alto	0	12
Zapallos, de invierno:											
Calabaza pequeña de corteza verde, puré, sin sal	½ taza	41	.1/.03	.04/t	3	10.8	600 mcg (BC)	322	alto	0	4
Butternut, puré, sin sal	½ taza	47	.08/.01	.04/t	3	10.7	1.3 mg (AC) 5.5 mg (BC)	291	alto	0	4
Hubbard, en puré, sin sal	½ taza	35	.4/.1	.37/.07	3.5	15.2	na	505	alto	0	12
Spaghetto, horneado o hervido	1 taza	42	.4/.1	.19/.03	2	10	na	181	alto	0	394

Alimento	Porción	Calorías	Grasa/Grasa saturada (gr)	Grasa Poli/Mono (gr)	Fibra (gr)	Azúcares (gr)	Carotenoides (mcg o mg)	Potasio (mg)	*Grasa Omega-3	Ácidos grasos trans	Sodio
Batata:											
Horneada con piel	1 mediana	117	.1/.03	.1/t	3.5	9.6	11 mg (BC)	542	na	0	41
En lata, pedazos	1 taza	344	1/.02	.2/.02	6	10	31 mg (BC)	624	na	0	106
Puré	1 taza	182	.4/.09	.26/0	3.6	18.8	17 mg (BC)	754	na	0	89
Taro Shoots, cocido, en rebanadas	½ taza	10	.05/.01	.02/t	na	2.2	na	241	na	0	167
Tomatillos:											
Al natural, cada uno	1 mediano	11	.4/.05	.14/.05	.7	1.3	na	91	na	0	0
Al natural, cortado	1 taza	42	1/.2	.5/.2	2.5	5	na	354	na	0	1
Nabos (turnips), cocidos, puré	1 taza	48	.2/.02	.1/.01	5	11.3	na	311	na	0	658
Nabos (turnips) verdes:											
Cocidos frescos	½ taza	25	.3/.08	.07/.01	3	.38	3.7 mg (BC) 7 mg (LU+Z)	146	na	0	191
Cocidos congelados	½ taza	25	.4/.08	.06/t	3	.87	na	51	na	0	205
Castaña de agua											
En lata, en rebanadas	½ taza	35	.04/.01	na	2	na	na	na	na	0	na
En lata, enteras	4 c/u.	14	.02/t	na	.7	na	na	na	na	0	na
Berro, al natural, cortado	1 taza	4	.03/t	.01/t	.5	.07	na	112	na	0	14

VEGETALES Y LEGUMBRES, MEZCLADAS **

Alimento	Porción	Calorías	Grasa/Grasa saturada (gr)	Grasa Poli/Mono (gr)	Fibra (gr)	Azúcares (gr)	Carotenoides (mcg o mg)	Potasio (mg)	*Grasa Omega-3	Ácidos grasos trans	Sodio
Brócoli, maíz y pimiento rojo	½ taza	60	1/0	na	3	na	na	na	na	0	na
Repollitos de Bruselas, coliflor y zanahorias	½ taza	40	0/0	na	4	na	na	na	na	0	na

** Cocinadas con sal salvo que se indique lo contrario (para reducir el sodio, no use sal al hervir, hornear o freír)

255

Alimento	Porción	Calorías	Grasa/Grasa saturada (gr)	Grasa Poli/Mono (gr)	Fibra (gr)	Azúcares (gr)	Carotenoides (mcg o mg)	Potasio (mg)	*Grasa Omega-3	Ácidos grasos trans	Sodio
Coliflor, zucchini, zanahorias, pimiento rojo con pimiento	½ taza	30	0/0	na	2	na	na	na	na	0	na
Maiz con pimiento (Maiz mexicano)	½ taza	89	1/.2	na	2	na	136 mcg (BC)	na	na	0	na
Habichuelas y almendras	½ taza	97	7/.7	na	2	na	190mcg (BC)	na	na	0	na
Habichuelas y cebollas	½ taza	23	.1/0	na	2	na	138 mcg (BC)	na	na	0	na
Habichuelas y papas	½ taza	41	.1/0	na	2	na	143 mcg (BC)	na	na	0	na
Habichuelas y tomates	½ taza	25	.2/0	na	2	na	347 mcg (BC)	na	na	0	na
Vegetales mezclados, en lata	½ taza	43	.2/0	.1/.01	3	7.5	6 mg (BC)	237	na	0	121
Vegetales mezclados, de congelados	½ taza	54	.1/0	t/t	4	11.9	2.3 mg (BC)	154	na	0	247
Vegetales mezclados, de congelados, mezcla California (Freshlike)	½ taza	30	0/0	na	t	na	na	na	na	0	na
Vegetales mezclados, de congelados, mezcla italiana (Freshlike)	½ taza	30	0/0	na	t	na	na	na	na	0	na
Vegetales mezclados estilo oriental	½ taza	24	.1/0	na	2	na	384 mcg (BC)	na	na	0	na
Guisantes y zanahorias, en lata	½ taza	50	0/0	0	t	10.8	na	128	na	0	332
Guisantes y zanahorias, de congelado	½ taza	38	.3/.06	.16/.03	t	8.1	na	126	na	0	243
Guisantes y maiz	½ taza	78	.6/.1	na	3	na	198 mcg (BC)	na	na	0	na

Alimento	Porción	Calorías	Grasa/Grasa saturada (gr)	Grasa Poli/ Mono (gr)	Fibra (gr)	Azúcares (gr)	Carotenoides (mcg o mg)	Potasio (mg)	*Grasa Omega-3	Ácidos grasos trans	Sodio
Guisantes y hongos	½ taza	54	.2/0	na	4	na	258 mcg (BC)	na	na	0	na
Guisantes y cebolla	½ taza	41	.2/0	na	2	na	189 mcg (BC)	na	na	0	na
Guisantes y papas	½ taza	67	.1/0	na	3	na	144 mcg (BC)	na	na	0	na
Ratatouille	½ taza	76	6/.8	na	2	na	179 mcg (BC)	na	na	0	na
Succotash	½ taza	89	.9/.2	.4/.15	4*sol	23.4	132 mcg (BC)	394	alto	0	243
Zapallos de verano y cebollas	½ taza	27	.2/0	na	1	na	102 mcg (BC)	na	alto	0	na
Combinación de vegetales y pasta	½ taza	90	4/1	na	.6	na	1.5 mg (BC)	na	na	0	na
Vegetales, tipo guisados	½ taza	39	.1/0	na	2	na	3 mg (BC)	na	na	0	na
Vegetales fritos en poco aceite	½ taza	34	.05/0	na	1	na	na	na	na	0	na
Zucchini con salsa de tomate	½ taza	20	.1/0	na	2	na	269 mcg (BC)	na	na	0	na

YOGURT

Yogurt, bajo en grasa:

Alimento	Porción	Calorías	Grasa/Grasa saturada (gr)	Grasa Poli/ Mono (gr)	Fibra (gr)	Azúcares (gr)	Carotenoides (mcg o mg)	Potasio (mg)	*Grasa Omega-3	Ácidos grasos trans	Sodio
Sabor a frutas	1 taza	250	2.6/1.7	.07/.73	0	46.5	15 mcg (BC)	475	na	0	142
Sin sabor	1 taza	155	3.8/2.5	.1/1	0	17.2	29 mcg (BC)	573	na	0	172
Vainilla, limón o café	1 taza	209	3/2	.09/.84	0	33.8	15 mcg (BC)	537	na	0	162

Yogurt sin grasa:

Alimento	Porción	Calorías	Grasa/Grasa saturada (gr)	Grasa Poli/ Mono (gr)	Fibra (gr)	Azúcares (gr)	Carotenoides (mcg o mg)	Potasio (mg)	*Grasa Omega-3	Ácidos grasos trans	Sodio
Sabor a frutas	1 taza	230	.5/.3	.04/.12	0	46.7	0	478	na	0	142
Sabor a frutas (libre de azúcar)	1 taza	122	.4/.2	na	0	17.4	15 mcg (BC)	331	na	0	102
Sin sabor	1 taza	137	.4/.3	.01/.12	0	18.8	0	625	na	0	na

Alimento	Porción	Calorías	Grasa/Grasa saturada (gr)	Grasa Poli/ Mono (gr)	Fibra (gr)	Azúcares (gr)	Carotenoides (mcg o mg)	Potasio (mg)	*Grasa Omega-3	Ácidos grasos trans	Sodio
Vainilla, limón o café	1 taza	223	.4/.3	na	0	na	0	na	na	0	136
Vainilla, limón o café (libre de azúcar)	1 taza	105	.4/.3	t/1	0	17.2	0	407	na	0	na
Yogurt, leche entera:											
Sabor a fruta	1 taza	291	8/5	na	0	na	47 mcg (BC)	na	na	0	na
Sin sabor	1 taza	150.5	8/5	.22/2.2	0	11.4	44 mcg (BC)	380	na	0	113
Vainilla, limón o café	1 taza	247	8/5	na	0	na	44 mcg (BC)	na	na	0	na

REFERENCIAS

Aldana, S.G., *et al.* 2004. The Influence of an Intense Cardiovascular Disease Risk Factor Modification Program. *Prev Cardiol.* 7;1:19–25.

American Diabetes Association. 2004. Reading Food Labels: A Handbook for People with Diabetes. Online: *www.diabetes.org.*

American Heart Association. 1996. AHA Scientific Advisory: Alcohol and Heart Disease, #71-0097 Circulation. 1996;94:3023–3025.

American Heart Association. 2001. AHA Scientific Advisory: Wine and Your Heart, #71-0199 Circulation. 2001;103:472–475.

American Heart Association. 2004. An Eating Plan for Healthy Americans: Our American Heart Association Diet. Online: *www.americanheart.org.*

American Heart Association. 2004. Heart Disease and Stroke Statistics—2004 Update. Online: *www.americanheart.org.*

American Heart Association. 2004. Nutrition Facts. Online: *www.americanheart.org.*

American Heart Association. 2004. Nutrition Labeling. Online: *www.americanheart.org.*

American Heart Association. 2004. Dietary Guidelines for Americans. Online: *www.americanheart.org.*

American Heart Association. 2004. Dietary/Lifestyle Interventions and American Heart Association Diets. Online: *www.americanheart.org.*

American Heart Association. 2000. AHA Scientific Statement: AHA Dietary Guidelines: Revision 200, #71-0193 Circulation. 2000;102:2284–2299; Stroke. 2000;31:2751–2766.

Blaco-Colio, Luis Miguel, *et al.* Conundrum of the "French Paradox" *Circulation* (New York). 103 (25):e132, June 26, 2001.

Brouster, J.P. 1999. Wine and Health. *Heart* (May) 81 (5):459–460.

Center for Science in the Public Interest. 2001. Better than Butter? *Nutrition Action Healthletter* (July/August). Online: *www.cspinet.org.*

Center for Science in the Public Interest. 2001. Label Watch: Ingredient Secrets. *Nutrition Action Health-letter* (July/August). Online: *www.cspinet.org.*

Chalfen, Betsy. 1996. Fats: The Good, the Bad, and the Fake. *Sojourner* (March) 21 (7):20.

CTV news staff. 2004. Trans fat in many restaurant, takeout foods. Online: *www.ctv.ca.*

DeNoor, Daniel. 2003. Many "Healthy Foods" full of Unlabeled Trans Fats. February WebMD News

Archive. Online: *www.webmd.com/contnet.article/ 60/67183.htm.*

Goldberg, Ira J., M.D., et al. 2001. Wine and Your Heart: A Science Advisory for Healthcare Professionals from the Nutrition Committee, Council on Epidemiology and Prevention, and Council on Cardiovascular Nursing (New York). 1003 (2):472–475, January 23, 2001.

Greenwood-Robinson, Maggie, Ph.D. *Foods That Combat Heart Disease* New York: Avon Books: 2003.

Henkel, John. Soy: Health Claims for Soy Protein, Questions about Other Components. 2000. *FDA Consumer Magazine* (May/June). Online: *www.fda. gov.fdac/features/2000/300-soy.html.*

Hiroyasu Iso, M.D., et al. 2002. Linoleic Acids, Other Fatty Acids, and the Risk of Stroke. *Stroke: Journal of the American Heart Association* (August 1) 33:2086.

Hu, F.B., and Willet, W.C. 2002. Optimal diets for prevention of coronary heart disease. *JAMA* (November 27) 288 (20):2568–78.

Ka He, *et al.* 2004. Folate, Vitamin B6, and B12 Intakes in Relation to Risk of Stroke Among Men. *Stroke* (Jan 2004); 35: 169–174.

Mitchell, Deborah. *The Trans Fat Remedy: The First Consumer Guide to Your Family's Biggest Health Threat.* Signet: 2004.

Ornish, Dean, M.D. *Dr. Dean Ornish's Program for Reversing Heart Disease: The Only System*

Scientifically Proven to Reverse Heart Disease Without Drugs or Surgery. First Ballantine Books: 1991.

Ornish, Dean, M.D. *Everyday Cooking with Dr. Dean Ornish: 150 Easy, Low-Fat High-Flavor Recipes.* HarperCollins: 1996.

Picard, Andre. 2003. Trans fats almost everywhere, tests find. *The Globe and Mail* (December 8).

Plant–fish oil combination better for female heart disease prevention. 2003. *Heart Disease* (February 20).

Pratt, Steven and Matthews, Kathy. *Superfoods RX: Fourteen Foods That Will Change Your Life.* William Morrow: 2004.

Rosenthal, M. Sara, Ph.D. *The Natural Woman's Guide to Living with the Complications of Diabetes.* New Page Books: 2003.

Rosenthal, M. Sara, Ph.D. *The Skinny on Fat.* Toronto: McClelland & Stewart Ltd: 2004.

Rosenthal, M. Sara, Ph.D. *50 Ways Women Can Prevent Heart Disease.* Los Angeles: Lowell House: 2000.

Rosenthal, M. Sara, Ph.D. 2004. Ethical Issues in Food Labeling. Presented at University of Kentucky Department of Behavioral Science.

Stevinson, C., *et al.* Garlic for treating hypercholesterolemia. A meta-analysis of randomized clinical trials. *Ann Intern Med.* 2000;133:420–9.

Truelson, Thomas, M.D. *et al.* 1998. Intake of Beer, Wine and Spirits and Risk of Stroke: The Copenhagen City Heart Study. *Stroke* (December) 29 (12): 2467–72.

Tunstall-Pedoe, Hugh, *et al.* 1994. Myocardial Infarction and Coronary Deaths in the World Health Organization MONICA Project: Registration Procedures, Event Rates, and Case-Fatality Rates in 38 Populations From 21 Countries in Four Continents. *Circulation* (New York). 90 (1): 583–612 (July).

U.S. Department of Agriculture Nutrient Data Laboratory. USDA National Nutrient Database for Standard Reference, Release 17. Beltsville, Maryland.

U.S. Department of Agriculture. 1998. Carotenoid Database for U.S. Foods.

U.S. Department of Agriculture-Iowa State University. 1999. Database for the isoflavone content of foods.

U.S. Department of Health and Human Services, National Heart, Lung, and Blood Institute. 2004. Facts About the Dash Eating Plan. Online: *http://www.nhlbi.nih.gov/.*

U.S. Food and Drug Administration Center for Food Safety and Applied Nutrition. 2003. Guidance on How to Understand and Use the Nutrition Facts Panel on Food Labels (June 2000; Updated July 2003). Online: *www.cfsan.fda.gov/~dms/foodlab.html.*

U.S. Food and Drug Administration. 2000. Health claim notification for potassium-containing foods. Online: *http://vm.cfsan.fda.gov/~dms/hclm-k.html.*

U.S. Food and Drug Administration. 2004. Heart Health Online: Risk Factors for Cardiovascular Disease? Online: *www.fda.gov/hearthealth/riskfactors/riskfactors.html.*

U.S. Food and Drug Administration. 2004. Heart Health Online: What is Cardiovascular Disease?

Online: *www.fda.gov/hearthealth/conditions/cvd-conditions.html.*

Weil, Andrew, M.D. 2004. Health: Margarine Vs. Butter. Online: *www.selfgrowth.com/articles/weil.html.*

Weise, Elizabeth. 2004. Latest consumer hook: Trans-fat-free snacks. *USA TODAY* (April 1).

Willet, Walter C. and Meir J. Stampfer. "Rebuilding the Food Pyramid." *Scientific American* (January 2003).

Yusuf, S., *et al.* 2004. Effect of potentially modifiable risk factors associated with myocardial infarction in 52 countries (the INTERHEART study). *The Lancet* (September 11–17 2004); 937.